DOCTEUR E. PRINET

Ex-Interne de l'Hôtel-Dieu, de Laon
et de l'Hôtel-Dieu le Comte de Troyes

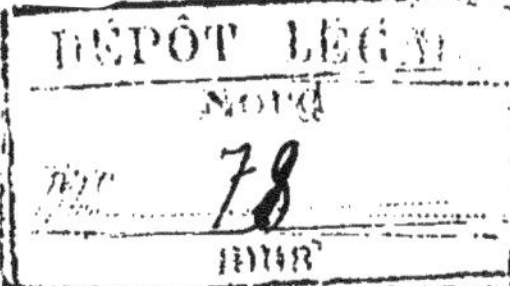

Contribution à l'étude

DU

SYNDROME DE DERCUM

(ADIPOSE DOULOUREUSE)

LILLE

LE BIGOT FRÈRES, IMPRIMEURS-ÉDITEURS

25, Rue Nicolas-Leblanc, 25

—

1907

DOCTEUR E. PRINET

Ex-Interne de l'Hôtel-Dieu, de Laon
et de l'Hôtel-Dieu le Comte de Troyes

Contribution à l'étude

DU

SYNDROME DE DERCUM

(ADIPOSE DOULOUREUSE)

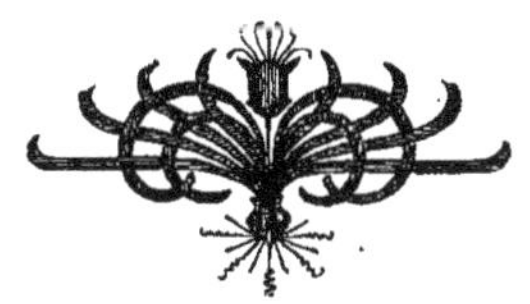

LILLE

LE BIGOT FRÈRES, IMPRIMEURS-ÉDITEURS

25, Rue Nicolas-Leblanc, 25

1907

A MON PÈRE & A MA MÈRE

Faible témoignage d'une
profonde reconnaissance.

A MES SŒURS

—

A MES FRÈRES

———

A MES PARENTS

———

A MES AMIS

———

A Monsieur le Docteur DU PRAT
Médecin Principal de Territoriale
Officier de la Légion-d'Honneur

———

A Madame la Doctoresse BOUËT-HENRY
Médecin de la Crèche Municipale du VIᵉ Arrondissement de Paris
Officier de l'Instruction Publique

———

A Monsieur le Docteur BARTHE de SANDFORT

———

A Monsieur le Docteur HERVEY
Chirurgien en Chef de l'òtHel-Dieu le Comte de Troyes
Chevalier de la Légion-d'Honneur

———

A Messieurs les CHEFS de SERVICE
de l'Hôtel-Dieu de Laon
de l'Hôtel-Dieu le Comte de Troyes
dont nous avons été l'interne.

———

A TOUS MES MAITRES.

———

A mon Maitre et Président de Thèse

Monsieur le Professeur COMBEMALE
Doyen de la Faculté de Médecine de Lille
Professeur de Clinique Médicale
Médecin en Chef de l'Hôpital de la Charité
Chevalier de la Légion d'Honneur
Officier de l'Instruction Publique

AVANT-PROPOS

Qu'il nous soit permis d'adresser ici l'hommage sincère de notre profonde reconnaissance à nos Maîtres, à tous ceux qui eurent la bonté de diriger nos études médicales.

Que MM. les Chefs de Service de l'Hôtel-Dieu de Laon et de l'Hôtel-Dieu le Comte de Troyes reçoivent ici nos remerciements des heures qu'ils nous ont consacrées au pied du lit des malades pour nous apprendre les principes des Cliniques interne et externe.

Qu'en particulier il nous soit permis de nous acquitter d'un devoir, qui nous est bien agréable, envers M. le Docteur HERVEY, chirurgien de l'Hôtel-Dieu le Comte de Troyes. Remercions ce bon Maître de l'amabilité indulgente dont il fit toujours preuve envers nous ; remercions-le de ses leçons qui furent toujours pour nous un si précieux enseignement ; remercions-le de sa bonté, qui nous permit de faire dans son service hospitalier nos premières armes chirurgicales. Nous pouvons l'assurer que ni le temps ni l'éloignement n'atténueront en rien la profonde gratitude que nous lui avons vouée depuis longtemps.

Ce n'est que vers la fin de nos études que nous eûmes l'occasion de suivre les Cliniques de M. le Professeur-Doyen COMBEMALE ; nous le regrettons, car, pour le peu de temps que nous avons passé à ses côtés, nous avons pu apprécier ses leçons magistrales et en retirer grand profit. Qu'il nous permette donc de l'en remercier vivement, ainsi que du grand honneur qu'il nous fait en daignant accepter la présidence de notre thèse.

Comme nous le disions plus haut, venu tard à Lille, nous ne pûmes profiter, selon notre désir, des leçons de tous les Maîtres de cette Faculté. Remercions cependant ceux dont nous avons pu suivre les cours.

Et que M. le Professeur agrégé BRETON, veuille bien accepter ici l'hommage de notre gratitude pour la bienveillance dont il fit toujours preuve à notre égard.

A tous, merci !

INTRODUCTION

Sur les conseils de M. le Professeur COMBEMALE, nous avons choisi comme sujet de thèse : l'étude du Syndrome de DERCUM. Nous n'étendrons pas sous ce titre, malgré l'opinion de certains auteurs, la lipomatose symétrique à l'adipose douloureuse proprement dite (1). Contre l'opinion émise par MIGUEL dans sa thèse inaugurale, nous pensons en effet que ce sont deux entités morbides, qui, malgré de nombreux points de rapprochement, n'en restent pas moins fort distinctes. L'adipose douloureuse est caractérisée par un quadrige symptomatique : douleur, adipose diffuse généralisée, asthénie musculaire et troubles psychiques. Et seuls rentrent dans le cadre de la maladie de DERCUM, les cas qui présentent ces quatre symptômes.

Nous avons divisé notre étude suivant l'ordre habituel :

      I. — Historique.

     II. — Étiologie.

(1) AIBVOLI. — La malattia di Dercum nelle sue affinita etiologiche et patogeniche con i lipomi. — Incurabili. — Napoli 1905 - 1906, 710 - 715.

(1) (Nous n'avons donné que celles qui se rapportaient aux faits mentionnés dans notre étude, sans répéter des observations déjà parues souvent ; et nous les avons fait suivre de deux observations inédites, prises dans le service hospitalier de M. le Professeur COMBEMALE).

Au Congrès des Neurologistes américains, qui se tint à Washington en 1888, DERCUM, professeur à l'Université de Philadelphie, présenta une femme de 38 ans, portant des tumeurs lipomateuses multiples, circonscrites, lobulées et douloureuses à la pression. Il donnait à sa communication le titre de « Dystrophie du tissu conjontif sous-cutané du bras et du dos, associée à des symptômes ressemblant à du myxœdème ». Il insistait principalement sur l'anatomie pathologique de ces tumeurs graisseuses qu'il avait spécialement étudiée : avec un trocart, il ponctionne le tissu cellulaire et en retire des fragments de tissus de nouvelle formation. Et ainsi il établit la marche du processus évolutif de ces tumeurs, depuis la période du début jusqu'à la période de sclérose, période terminale.

Ce fut encore un médecin de Philadelphie, qui en 1891, présenta la deuxième observation de cette affection. HENRY avait dans son service une femme de 63 ans, présentant des nodules graisseux, circonscrits, douloureux. Cette malade était alcoolique et épileptique.

En faisant son autopsie Henry, fut amené à voir dans ce cas des points communs avec le myxœdème. Aussi il donne-t-il le nom de paratrophie myxœdémateuse à la maladie qui fait le sujet de son observation, au lieu de dystrophie, comme l'avait fait Dercum.

En 1892, deux nouveaux cas sont signalés par Dercum. Dans le premier, il trouve un dépôt irrégulier de grains dans le tissu cellulaire sous-cutané, accompagné de phénomènes douloureux. Il en fait une-affection autonome, qu'il sépare complètement du myxœdème et de l'obésité, et à laquelle il donne le nom d'adipose douloureuse. Dans le deuxième cas, la malade présente sur diverses parties du corps des tumeurs adipeuses : les unes dures et élastiques, les autres molles ; mais, détail important, toutes sont douloureuses à la pression. Cette malade meurt peu après dans un asile d'aliénés, et l'autopsie montre que le corps thyroïde a augmenté de volume et s'est induré.

Ce n'est qu'en 1894 qu'on trouve la première observation publiée en France. Morlot et Gallois rapportent un cas d'adipose siégeant à la racine des membres avec des granulations très dures disséminées dans les masses graisseuses ; ils observent encore de l'hyperesthésie, avec sensations de picotements. Leur malade est d'ailleurs un névropathe dont la mère présente des accès d'œdème bleu hystérique. Ils l'appelèrent : adipose localisée d'origine trophonévralgique. C'est la première fois que l'on signale cette affection chez l'homme.

En 1895, COLLINS, de Philadelphie, dans son Traité des Maladies nerveuses, fait une étude de cette maladie, et publie six nouveaux cas.

La même année, en Allemagne, EWALD publie un cas analogue chez un homme de 47 ans. Il décrit la marche de l'affection : « Des masses douloureuses apparurent sur le cou, les seins et autour de l'ombilic... Ces douleurs rappellent celles des névrites... L'affection, dans son ensemble, ressemble au myxœdème, sans en avoir les symptômes caractéristiques. » Le premier, il tente la médication par l'opothérapie thyroïdienne, et son malade semble en retirer quelque bénéfice.

En 1898, ESHNER, de Philadelphie, rapporte deux nouveaux cas, dont l'un lui fut communiqué par DERCUM. Dans le cas qui lui est personnel, il mentionne le rôle important joué par le traumatisme : l'affection débute chez une femme à l'âge de 35 ans, 15 jours après une chute de voiture. Il soumet sa malade, sans obtenir de résultat, à la médication thyroïdienne. Cette femme, à la fin de sa vie, dut être internée.

Cette même année, Ch. FÉRÉ, médecin à Bicêtre, publie deux observations d'adipose douloureuse, faites sur deux femmes. Il insiste spécialement sur l'élément : douleur, en faisant remarquer « que souvent la coïncidence des deux symptômes caractéristiques : adipose et douleur, ne s'est pas établie d'emblée ; mais que le développement de la graisse et de la douleur s'est fait successivement, et que la plupart des autres symptômes ne leur sont qu'accidentellement associés. » Enfin, il rapproche la maladie de DERCUM de l'algie diffuse, très fréquente au membre supérieur, dans laquelle la douleur s'étend, sans points particulièrement sensibles, à la pression. « Les algies diffuses sont fréquentes dans l'hystérie, la neurasthénie, l'hypocondrie, la mélancolie; elles ont leur origine dans le cerveau : ce sont *des psychalgies*. » Il est bon de noter que les deux malades de FÉRÉ étaient des hystériques, qui furent améliorées par l'hydrothérapie.

Mais c'est toujours en Amérique que se poursuit l'étude de l'adipose douloureuse avec le plus d'activité.

SPILLER, en 1898, publie 3 cas d'adipose douloureuse, tous observés sur des femmes. Un cas lui est personnel : les autres lui furent communiqués par DERCUM

En 1899, HALE-WHITE relate un nouveau cas observé chez une jeune femme. Mais, détail intéressant, et sur lequel nous reviendrons plus loin, dans l'étude de l'étiologie, la malade est entachée de syphilis héréditaire et n'est âgée que de 22 ans : les premiers symptômes seraient apparus chez elle à l'approche de la puberté.

En 1900, DERCUM publie les résultats de l'autopsie de la première malade qu'il observa, et

qui lit l'objet de sa communication au Congrès
des Neurologistes de Washington en 1888. Cette
femme a succombé à une myocardite. Elle
pesait à sa mort 3oo livres anglaises (135 kilogs).
Il a constaté des lésions de névrite insterstitielle
dans les filets nerveux de la graisse sous-cutanée
et de la dégénérescence colloïde de la glande
thyroïde. Dans ses conclusions, il émet l'hypothèse
d'une relation entre l'adipose douloureuse et les
troubles sécrétoires du corps thyroïde.

En octobre de la même année, nouvelle publi-
cation d'autopsie d'une malade souffrant d'adipose
douloureuse, faite par Ch. W. BURR. La malade,
âgée de 36 ans, succomba à des phénomènes urémi-
ques. BURR signale une hypertrophie, avec dégénérescence gliomateuse du corps pituitaire, qui avait
déterminé pendant la vie certains phénomènes
attribués à une tumeur cérébrale (hémiplégie transi-
toire, névrite optique, etc...).

Cette même année, GIUDICEANDREA publie, dans
la Rivista di Patologia nervosa e mentale, une des
meilleures études de l'affection, parues jusqu'alors.

Après avoir fait l'historique de l'affection, l'auteur
relate son observation personnelle, concernant une
femme de 44 ans, chez laquelle les premiers symptômes seraient apparus après un traumatisme (chute
grave). Puis il étudie la pathogénie de l'affection.
Il s'agit pour lui d'un trouble trophique, qu'il
classe dans le groupe des trophonévroses. Enfin,
il établit la symptomatologie de l'adipose doulou-

reuse, dans laquelle il différencie trois formes
cliniques :

>la forme nodulaire (la plus fréquente à son
>avis) ;
>la forme diffuse ;
>la forme mixte.

Puis il ajoute quelques lignes pour le diagnostic
et le traitement.

Jusqu'ici, il n'y eut que deux observations
d'adipose douloureuse publiées en France. Mais, à
partir de 1901, les travaux français sur ce sujet
abondent.

GALLAND et GARAUD publient une nouvelle observation, que VITAUT rapporte dans sa thèse. Dans
ce travail, VITAUT rattache la maladie de DERCUM à
« une perversion de la fonction thyroïdienne » et
préconise « l'opothérapie thyroïdienne ».

Dans la *Revue neurologique,* paraissent les observations de ACHARD et LAUBRY, SIMIONESCO, HEITZ
et RENON, ROUX et VITAUT.

L'adipose douloureuse est alors une maladie
nettement définie, et dont on rapporte de nouvelles
observations chaque jour. Ses symptômes cardinaux
sont connus et à jamais déterminés : adipose, douleur,
asthénie, troubles psychiques, sont les phénomènes
que les auteurs recherchent pour affirmer l'existence
du syndrome de DERCUM.

Seules, l'étiologie, et l'anatomie pathologique
divisent les auteurs. A cette époque, 1902, presque
tous pensent que l'adipose douloureuse provient

d'une lésion du corps thyroïde et préconisent avec
DERCUM comme traitement l'opothérapie thyroïdienne. C'était d'ailleurs la conclusion de la thèse
de VITAUT, soutenue à Lyon en juillet 1901. GAL-
LAND et GARAUD rattachent l'adipose douloureuse à
une perversion de la fonction thyroïdienne. CAR-
DUCCI soutient l'hypothèse de GAITHIER : adipose
douloureuse, goitre exophtalmique, myxœdème, forment un même groupe, ayant comme lésion pri-
mitive la lésion thyroïdienne. ROUX, de Saint-Étienne,
signale chez une femme de 63 ans, la coïncidence
de l'adipose douloureuse et du goitre exophtalmique, puissant argument en faveur de l'origine thyroïdienne de la maladie de DERCUM. ODDO et
CHASSY, de Marseille, signalent les heureux effets
obtenus deux fois par la médication thyroïdienne.
PASQUINI, à Rome, obtint une amélioration considérable par la faradisation et la thyroïdine.

Seuls, J. KAPLAN et FEDOROW avouent des insuc-
cès avec la médication thyroïdienne, à laquelle
ils joignirent la photothérapie.

En décembre 1902, dans le compte-rendu d'une
autopsie, DERCUM et MAC CARTHY notent que le
corps thyroïde était peu altéré, mais qu'ils trou-
vèrent une lésion manifeste du corps pituitaire ;
ils se demandent si cette lésion n'a pas de rapport avec l'adipose.

En 1903, SELLERIN, de Paris, dans sa thèse,
fait une bonne revue de toute la question ; il
examine toutes les hypothèses émises pour expli-

quer la pathogénie de l'adipose douloureuse (lésions
nerveuses, périphériques ou centrales, lésions thyroïdiennes, pituitaires, ovariennes, testiculaires) et
cite toutes les observations publiées jusqu'à lui.

Depuis cette époque, les observations parues
sont devenues très nombreuses. Mais les auteurs
ne sont toujours point d'accord ni pour la pathogénie, ni pour l'étiologie, ni pour le traitement.
En 1904, M. BONDET, de Lyon, institua un nouveau
traitement iodé à l'intérieur et hyodraté à l'exté-
rieur, *loco dolenti*, auquel, quelques mois plus tard
il adjoignit la retgœnisation. Ce traitement a paru
lui donner d'assez bons résultats.

Mais nous verrons ces diverses théories expo-
sées dans le cours de la modeste étude de l'adipose douloureuse que nous avons tentée. Nous
allons simplement donner l'énumération des travaux
qui traitèrent depuis cette époque de la maladie
de DERCUM.

ANNÉE 1903

RENON et LOUSTE. — Un cas d'adipose douloureuse à
forme nodulaire. *Bull. et Mém. Soc. Méd. d'Hôpit.
de Paris*, 1902, 3. s., XIX, 1130-1134.

DE RENZI. — Adiposis dolorosa, adiposi generale. —
N. riv. clin. terap. Napoli, 1903. VI, 1-7.

SALVATORI. — Adiposis dolorosa. *Policlin. Roma*,
1902-03, IX, sez. prat. 273.

THIMM. — Adiposis dolorosa und schmerzende sym-
metriche Lipome. — *Monatsh. f. prakt. Dermat.*
Hamburg, 1903, XXXVI, 281-291.

Ballet. — Adipose douloureuse. *Presse médic.* Paris, 1903, 1, 285-288.

Weiss (A.) — Ueber adiposis dolorosa *Wien.-Klin. Wehnschr.* 1903, xvi, 496-500.

Gudjohsen (T. S.). — El Tilfœde af Adiposis dolorosa hos en Dreng. A case of.... in a boy. — *Hosp. tid. Kobenk.* 1903-04, Rxl, 701-711.

Karpinski (A.-I.). — Dercums Disease. — *J. nevropath i psykhiat....* — Korsakova Mosk., 1903, ii, 591-593.

Marcou. — L'adipose douloureuse. — *Arch. gén. de Méd.* Paris, 1903, ii, 1737-1740.

Cecchini. — Adiposis dolorosa. — *Gaz. med. di Roma*, 1903, xxix, 451-461.

Risquez. — Adiposis dolorosa. — *Rev. espec. med. La oto-rino laryngol. espan.* Madrid, 1903, vi, 328-330.

Sainton et Ferrand. — L'adipose douloureuse. — *Gaz. d. Hôp.* Paris 1903, lxxvi, 757 - 965.

Billings.—Adiposis dolorosa.—*Illinois. M. J. Springfield* 2903-04 n. s, v, 349-352.

ID.	ID.	*Chicago Clin.*, 1903, xvi, 359-361.
ID.	ID.	*Chicago, M. Recorder*, 1903, xxv, 297-303.

Colbertardo. — Due casi di malattia di Dercum. — *Riv. veneta di Sc. med.* Venezia, 1903, xxxix, 350-357.

Gobdinier.—Adiposis dolorosa with the report of a case. — *Vermont M. Month. Burlington*, 1903, ix, 193-200.

Sellerin (Maurice).— Contribution à l'étude de l'adipose douloureusc. — Paris, 1903, 215 p. 8°, n° 247.

Année 1904

Debove. — L'adipose douloureuse. — *Arch. gén. de Méd*. Paris, 1903, ii, 3156-3161.

ID. La forme lipomateuse de. l'adipose douloureuse, *J. d. Méd. int.* Paris 1904, viii, 33-35.

ID. Lipomatose douloureuse. — *Gaz. d. Hôp*. Paris, 1904, lxxvii, 1069.

Delucq et Alaux. — Adipose douloureuse. — *Presse méd*. Paris, 1904, ii, 594-596.

Bondet A. — Lipomatose symétrique douloureuse et maladie de Dercum. — *Bul. méd*. Paris, 1904, xviii, 817-820.

Minelli. — Adiposis dolorosa. — *Gaz. Méd. ital*. Torino 1903, liv, 481-486.

Silvestrin. — Studio clinico d'un caso d'adiposi dolorosa trattato col tiradene. — *Bull. d. Soc. Eustachiana*, Cambrino, 1903, i, nᵒˢ 8, 9, 10, 18-37.

Pennato. — Mallattia di Dercum con osteomalacia. — *Riforma med. Palermo, Napoli*, 1904, xx, 115-118.

Chevers. — A case of adiposis dolorosa. — *Brit. M. J*. London, 1904, i, 781.

Weiss (A). — Adiposis dolora. — *Sammuelbreferat. Centrabl. f. d. Grenzgeb. d. M. u. ch*. Iena, 1904, viii, 56; 112; 129; 176.

Houée. — Contribution à l'étude de la maladie de Dercum. Paris. — Mars 1904.

Schwenkenbecher. — Ueber die Adipositas dolorosa. — *Deutsch. Arch. f. Klin. Med*. Leipzig, 1904, lxxx, 317-332.

Hall et Walbrach. — Adiposis dolorosa, with report of tree cases. — *Am. J. M. Sc. Philad. et New-York*, 1904, n. s., cxxviii, 318-324.

Hammond. — An instance of adiposis dolorosa in two sisters. — *Brit. M. J.* London, 1904, ii, 121.

Raymond et Guillain (G). — Un cas d'adipose douloureuse. — *Rev. neur.* Paris, 1904, xii, 630-632.

Miguel (Lucien). — De la valeur nosologique de la maladie de Dercum. — Paris, juillet 1904.

Bondet. — Lipomatose symétrique douloureuse et maladie de Dercum. — *Bull. méd.* Paris, 1904, xviii, 817-820.

Delucq et Alaux. — Adipose douloureuse. — *Presse méd.*, Paris, 1904, ii, 594-596.

Migliacci. — La malattia di Dercum. — *Gaz. d. Osp.* Milano, 1904, xxv, 1345-1348.

Année 1905

Fuchs (689). — Falle von Pathologische Fettansammelung mit Druckmerzhaftigkeit.

Fulconis (Louis). — Maladie de Dercum et lipomatose douloureuse symétrique, — Lyon, 1904, 61 p.

Fressineau (P). — Étude de l'adipose douloureuse. — Bordeaux, 1905, 98 p.

Horne (J.F). — Case of adiposis dolorosa. — *Med. Age, Detroit,* 1905, xxiii, 761-763.

Pellegrino (M.). — Il morbo di Dercum. — *Clin. med. ital. Milano,* 1905, xliv, 556-569.

Norsa. — Contributo allo studio della malattia di Dercum. — *Riforma med., Palermo Napoli,* 1905, xxi, 255-261.

Saint-Martin (J). — Un cas de maladie de Dercum. — *Rev. méd. de la Franche-Comté,* Besançon, 1905, xiii, 21-26.

Stanley (D.). — Adiposis dolorosa. — *Brit. M. J. Londres,* 1905, i, 824.

Rome. — Maladie de Dercum (adipose douloureuse). *Lyon méd.*, 1905, ciii, 1005-1007.

Weiss (A.). — Tabes dorsalis und Adiposis dolorosa. *Mitt. d. Gesellsch. f. inn. Med. u Kinderh in Wien*, 1905, iv. 26.

Williams (L.). — A case of diffuse lipoma (Adiposis dolorosa ?) in a man. — *Tr. clin. Soc.* Londres, 1903-04-05, xxxvii, 209.

Année 1906

Aievoli. — La malattia di Dercum nelle sue affinita etiologische e pathogeniche con i lipomi. — *Incurabili.* Napoli 1905, xx, 710-715.

Wingate. — Adiposis dolorosa with report of a case. *Wisconsin. M. J. Milvankee.* 1905-06. iv, 591-593.

Le Meignen. — L'adipose douloureuse symétrique. — *Gaz. Méd. de Nantes*, 1906, 2e s., xxiv, 442-447.

Taylor. — A case of adiposis dolorosa. — *J. ner. et ment. Dis.* New-York, 1905-06, xxxii, 801.

Gaucher. — Adipose douloureuse. — *J. d. mal. cutan. et syph.* Paris, 1906, xviii, 266.

Guillain et Alquier. — Étude anatomo-pathologique d'un cas de maladie de Dercum. — *Arch. d. méd. expér. et d'anat. path.* Paris, 1906, xviii, 680-687, 1 pl.

Has Kovee. — Adiposis dolorosa. — *Rev. neurol. psychiatr.* V. Praze, 1906, iii, 449-458.

Le Meignen et Levesque. — Un cas de maladie de Dercum à rémissions passagères chez un homme. *Bullet. méd.* Paris, 1906, xx, 380.

Le Play. — Un cas de maladie de Dercum. — *Rev. neurol.*, Paris, 1905-1906, xiii, 1202-1204.

Taylor et Luce. — A case of adiposis dolorosa. — *Boston M. J.* 1906, cliv, 187-190.

Taylor et Luce. — A case of adiposis dolorosa. — *Dep. neurol. Harv. M. Sch. Contrib.* etc... Boston, 1906, I, 197-210.

Reclus. — Lipomatose symétrique à prédominance cer vicale. — *Rev. gén. de clin. et de thér.* Paris, 1905-06, XIX, 785-787.

Année 1907

Bernard. — Adipose douloureuse d'origine tuberculeuse. *Bull. et Mém. Soc. d. Méd. d. Hôp.* Paris, août 1907. 3. s. 658-661.

Price. — A case of adiposis dolorosa. — *Am. med.* York et Phila. 1907. n. s. 317-319.

De Massary. — Adipose douloureuse ou maladie de Dercum chez une tuberculeuse. *Bull. et Mém. Soc. d. Méd. d. Hôp.* Paris. Août 1907. 3 s., 638-644.

Collins. — Symetrical adenolipomatosis. *New-York. M. J.* 1907, LXXXV, 916-924.

Carnot. — L'obésité, les adiposes locales et les stéatoses viscérales tuberculeuses. — *Revue de la Tuberculose.* Paris, 1906-07, p. 393-412.

Dupré et Giroux. — Adipose douloureuse segmentaire. *Revue neurologique.* Paris, 1906-07, p. 1089.

Haskovec. — Maladie de Dercum. — *Ibid.,* p. 1101 - 1103.

Hallopeau et Boudet. — Sur une variété lipomateuse de la maladie de Dercum avec caractères particuliers. *Bulletin Société Française de dermatologie et syphiligraphie,* 1906, p. 500-502.

Price. — A case of adiposis dolorosa. — *New-York. M. J.* 1907, p. 429.

Abrahams. — Case of adiposis dolorosa. — *Clin. Lond.* 1906, p. 237.

Lœning. — Adipositas dolorosa. — Wiesb., 1906, p. 222-233.

Sézary. — Quatre cas de maladie de Dercum. — *Rev. de Méd.* Paris, 1907 p. 59-69.

Crouzon et Nathan. — Note sur un cas de maladie de Dercum. — *Rev. neurol.* Paris, 1907, p. 298.

Fratti. — Sul morbo di Dercum. — *Gaz. Od. sp. Milano.* September 1907, p. 906-910.

ÉTIOLOGIE

La maladie de DERCUM frappe surtout les femmes, mais non exclusivement, comme certains auteurs l'avaient cru. Elle apparaît souvent vers l'âge de 40 ans, c'est-à-dire au moment de la ménopause ; si bien que l'on avait pensé à établir une corrélation entre l'adipose douloureuse et le retour d'âge. Mais de nombreuses exceptions ne le permettent pas. La malade de HALE-WHITE était jeune fille et n'avait que 22 ans. L'observation d'EWALD se rapporte à un jeune homme de 17 ans, et celle de MADELUNG, à une fillette de 9 ans.

Mais un facteur, qui est beaucoup plus constant, est le *traumatisme.* Les malades d'ESHNER, de GIUDICEANDREA font remonter le début de leur maladie à une époque voisine d'un traumatisme. La malade de MARCOU, âgée de 57 ans, fait une chute grave dans un escalier (ecchymoses de la figure, dents cassées), et elle se plaint depuis ce moment. La fillette, âgée de 9 ans, observée par MADELUNG, reçoit un coup de feu dans la région pituitaire, et, de suite après, on voit se développer l'adipose. On voit débuter la maladie dans le cas de STALPER, après un traumatisme crânien ; dans celui de BAUDET, après une chute sur le verglas à l'âge de 33 ans ; dans celui de DELUCQ et ALAUX, quinze jours après une chute en se balançant sur une chaise, à l'âge de 10 ans.

L'*alcoolisme* soit personnel, soit héréditaire, peut aussi être incriminé. La malade de DELUCQ et ALAUX était une fille d'alcoolique ; celle de DEBOVE était alcoolique et éthéromane. DENY et LE PLAY nous disent que leur malade était fille et nièce d'alcoolique, et alcoolique elle-même. La deuxième malade, qui fut observée par HENRY, était alcoolique. COLLINS rapporte six observations ; les six malades étaient alcooliques. Le premier cas signalé en France par MORLOT et GALLOIS se rapportait à un alcoolique. La malade de BERNARD est alcoolique. Celle de DE MASSARY a un père alcoolique.

L'*hystérie* et l'*épilepsie* sont fréquemment trouvées dans les antécédents. La malade de HENRY a des crises épileptiques. Les deux femmes chez lesquelles Ch. FÉRÉ étudie le développement de l'adipose douloureuse étaient hystériques ; il nous dit lui-même qu'elles furent améliorées par l'hydrothérapie. Un des malades de DERCUM était épileptique. La femme observée par MARCOU était hystérique, et celle de DEBOVE a présenté une série d'accidents nettement dus à l'hystérie : (amaurose hystérique, disparaissant subitement ; ictère émotif...)

Sabrazès et Léger nous apprennent que la mère de leur première malade avait souvent des crises de nerfs et que la sœur de leur seconde malade a eu des crises hystériformes pendant toute sa jeunesse. Donc, soit chez les collatéraux, soit chez les malades eux-mêmes on signale souvent l'hystérie et l'épilepsie.

La *syphilis* peut jouer aussi un rôle dans l'étiologie de cette maladie. Les six malades que Collins a observées étaient toutes entachées de syphilis. Et peut-être la malade de Ballet l'est-elle, car elle a un fils âgé de 26 ans, interné à l'asile de Villejuif pour paralysie générale, maladie qui d'après les idées actuelles, paraît souvent due à la syphilis acquise ou héréditaire. La malade de Hale White observée en 1899 était entachée de syphilis héréditaire, et les premiers symptômes de la maladie de Dercum seraient apparus chez elle à l'approche de la puberté.

La *ménopause*, comme nous l'avons dit plus haut, semble jouer un rôle important, puisque c'est aux troubles qu'elle apporte que, dans certains cas, on attribue l'adipose douloureuse. Dans une observation de Spiller la maladie ne se développe qu'après la ménopause, que Spiller, considère comme la cause initiale de l'affection. Pasquini rapporte le cas d'une femme de 45 ans, ayant présenté divers troubles à la ménopause, suivis de maladie de Dercum, et Rudinger publie l'observation d'une femme de 40 ans, chez laquelle le début des phénomènes morbides remonte à la suppression de la fonction menstruelle. La malade que nous avons vue dans le service de M. COMBE-MALE eut une forte métrorrhagie à la ménopause, et l'envahissement adipeux se montre peu après.

Il faut cependant remarquer que ce rôle joué par la ménopause est loin d'être constant, puisque Louis RENOU et HEITZ citent le cas d'une femme de 6o ans, chez laquelle l'arrêt du flux sanguin paraît avoir mis un frein à l'évolution de la maladie et atténué les douleurs.

Les *émotions morales* peuvent aussi être une cause de l'adipose douloureuse. Une malade de DEBOVE eut, avant le début de son affection, à subir une série d'évènements malheureux (pertes d'argent, de parents). Le moral a pu retentir sur le physique chez la malade de PASQUINI, où à un état névropathique très marqué sont venues s'ajouter des émotions morales et de mauvaises conditions d'hygiène. La malade qui fait le sujet de notre observation a vu, un peu avant la ménopause, son père se suicider « pour maladie noire ». Cependant, il faut observer que plusieurs années se sont écoulées entre cet événement et l'apparition des premiers symptômes de l'adipose chez cette femme.

L'*hérédité directe* ne semble participer en rien à la genèse de l'affection ; dans aucune observation, nous n'avons vu relatée l'adipose douloureuse, soit chez les ascendants, soit même chez les collatéraux ; on a cependant quelquefois fait mention de l'obésité.

Le *climat* ne semble pas avoir d'influence, car comme on peut s'en rendre compte par l'énoncé des observations parues sur la maladie de DERCUM, que nous avons relevées au chapitre « Historique » de cette thèse, les médecins de tous les pays en ont publié des cas. Seule, la Turquie, parmi les États d'Europe, n'a jamais communiqué d'observation de cette maladie.

On a invoqué aussi, mais très rarement, l'*accouchement*, ou l'*allaitement*. La malade de RENON et HEITZ se souvient d'avoir vu apparaître, quelques mois après sa huitième couche, les premières tumeurs adipeuses.

Le *froid humide*, chez la buandière de WILLIAM SPILLER semble avoir été la cause déterminante de l'affection.

Certaines *maladies infectieuses* peuvent jouer un rôle identique. DERCUM, dans son « Traité des maladies nerveuses », signale le *rhumatisme* comme facteur étiologique possible de l'adipose douloureuse. SABRAZÈS et A. LÉGER ont admis l'influenza comme *primum moveus* de l'affection dans un cas.

En l'état actuel, l'étiologie de la maladie de DERCUM est encore trop variée, tant au point de vue antécédents qu'au point de vue causes déterminantes, pour que l'on puisse les définir d'une façon exacte.

Dans ces derniers temps, des recherches ont

été faites pour savoir si l'adipose douloureuse ne serait pas une maladie *d'origine tuberculeuse.* D'après les rapports faits au mois de juillet 1901 à la Société de Médecine des Hôpitaux de Paris par Bernard (1) et par de Massary (2), il résulte que la maladie de Dercum évoluerait de préférence chez les tuberculeux si elle n'était pas d'origine tuberculeuse elle-même. (Voir les observations XV et XVI).

(1) Bernard. Adipose douloureuse d'origine tuberculeuse. *Bull. et Mém. Soc. Méd. d' Hôp.* Paris, 1907. 3. s. 658-661.
(2) De Massary. Maladie de Dercum chez une tuberculeuse. *Bull. et Mém. Soc. Méd. des Hôp.* Paris, 1907. 3. s. 638-644.

ANATOMIE PATHOLOGIQUE
ET PATHOGÉNIE

L'étude de l'anatomie pathologique de l'adipose douloureuse s'est faite par les biopsies et par les autopsies.

§ . Parmi les biopsies, il nous faut citer les trois pratiquées par DERCUM, et que nous avons relatées dans le chapitre « Historique » de cette étude. Il faisait des prises de graisse à l'aide de gros trocarts et recommençait ces ponctions à différentes époques ; il put ainsi suivre « l'évolution anatomique des néoplasies à leurs divers stades de développement, gonflement œdémateux initial, transformation adipeuse, sclérose terminale. »

Dans la première biopsie, faite pour établir la marche du processus évolutif de ces tumeurs, depuis la période de début jusqu'à la période de sclérose terminale, il constata que les fragments graisseux étaient constitués par de grandes cellules fusiformes avec de gros noyaux, auxquelles étaient associées les cellules graisseuses. Ces fragments « avaient la consistance de la gelée et étaient translucides. »

Dans la seconde, il note un tissu conjonctif peu abondant, englobant des cellules adipeuses, dont quelques-unes n'ont pas subi une transformation graisseuse complète.

Dans la troisième, il découvre du tissu conjonctif réticulé, avec quelques éléments vasculaires et nerveux. Dans les aréoles connectives sont emprisonnées des cellules graisseuses.

DERCUM put ainsi observer la succession régulière et progressive des diverses phases anatomo-pathologiques de cette affection. Une série de coupes successives lui permit de suivre l'évolution anatomique des néoplasies à leurs divers stades de développement : gonflement œdémateux initial, transformation adipeuse, sclérose terminale.

Plus tard, VITAUT à Lyon, et LOUSTE, à Paris, confirmèrent ces constatations. Pour VITAUT les nodules lipomateux ne seraient uniquement constitués que par de la graisse. LOUSTE, à l'examen miscroscopique trouve le nodule formé par des aréoles de tissu conjonctif englobant les cellules adipeuses.

La graisse de ces nodules a été étudiée au point de vue chimique par le Docteur L. EDWALL. Cette graisse provenait d'une malade observée par DERCUM, et dont la mort fut suivie d'autopsie. EDWALL a déterminé le point de fusion, la valeur iodique, la valeur acide de la graisse néoformée. Il insiste sur ce fait, que les chiffres correspondant à l'acidité libre sont nettement inférieurs à ceux déterminés pour la graisse normale,

§ . — Dercum pratiqua trois autopsies, et, dans toutes, il trouva *des lésions de névrite intersti-tielle*, avec diminution et atrophie des fibres ner-veuses dans les filets sous-cutanés, mais rien dans les gros troncs.

Dans une autopsie, Dercum signale encore une dégénérescence des cordons de Goll à la région cervicale.

Il signalait aussi des lésions du corps thyroïde, mais nous reviendrons sur ce sujet un peu plus loin ; nous ne mentionnerons donc pas maintenant les lésions du corps thyroïde et du corps pituitaire.

Le quatrième cas, rapporté par Burr, montre une hydromyélie avec des lésions de chromatolyse du groupe latéral externe des cellules de la moelle, et toujours de *la névrite des petits nerfs sous-cutanés.* Les ovaires étaient petits.

L'autopsie faite par Dercum et Mac Carthy montre des lésions de *névrite insterstitielle*, des glandes hémo-lymphatiques de nouvelle formation dans le tissu graisseux sous-cutané et de l'atrophie testiculaire.

G. Ballet trouve une *névrite interstitielle paren-chymateuse*, discrète, d'un grand nombre de petits filets nerveux sous-cutanés. Aucune lésion des raci-nes ni de la moelle, ni de l'écorce cérébrale.

Un fait constant dans l'anatomie pathologique de la maladie de Dercum, c'est *la polynévrite*, d'ailleurs démontrée par l'existence des douleurs spontanées ou provoquées, et par l'hyperesthésie électrique, prouvant que les filets sous-cutanés sont intéressés. Il est donc possible d'admettre que, dans l'adipose douloureuse, cette *polynévrite des petits nerfs sous-cutanés* joue un rôle considérable.

D'ailleurs, rappelons-nous que le professeur Landouzy a signalé que, chez les hémiplégiques, les lésions des troncs nerveux peuvent entraîner la production d'adipose sous-cutanée ; rappelons-nous également qu'on a vu des blessures de filets nerveux, mèmes des névralgies (sciatique rebelle), entraîner des surproductions anormales de graisse (1). On peut donc admettre, dans la maladie de Dercum, une même relation entre l'adipose anormale et les lésions des nerfs périphériques. Et, du même coup, s'expliquent toutes les dystrophies accessoires que nous avons trouvées au cours des observations étudiées : la sclérodermie d'Oddo et Chassy, les arthropathies de Heitz et Renon, la gérodermie de Giudiceandrea, de Sabrazès, la dystrophie osseuse de Pennato.

Comme dans certains cas, nous avons vu l'adipose précéder les douleurs, dans d'autres cas, l'adipose ne venait que longtemps après les douleurs ; on ne peut dire d'une façon précise quel est le phénomène primitif, et quel est celui qui est la cause de l'autre. Ces deux lésions, adipose

---

(1) En 1882, Potain dans le Bulletin de l'Académie de Médecine publie un article prouvant l'origine névropathique des lipomes et des pseudo-lipomes.

et polynévrite, doivent marcher de pair, se réper-
cutant l'une sur l'autre.

§. — Quelle est l'origine de l'adipose et de la
polynévrite ?

S'il est facile de démontrer que le système
nerveux joue un rôle dans la genèse de l'adipose
douloureuse, il est plus difficile de préciser quelle
est la partie du système nerveux intéressé. Dercum,
qui s'est rallié à la théorie de la polynévrite, ne
sait d'où elle provient ; cependant, il pense que les
tubes dégénérés trouvés par lui dans les cordons
postérieurs, au cours d'une autopsie, seraient une
preuve d'origine médullaire. Il a trouvé aussi des
modifications des circonvolutions et des scissures,
comme on le voit dans une des observations
rapportées ici ; est-ce que ce ne serait pas là uniquement l'explication des troubles psychiques qui
accompagnent l'adipose ?

Et ne faudrait-il pas songer aux causes habituelles des névrites périphériques, c'est-à-dire aux
intoxications ? Mais quelle est l'intoxication ?

La syphilis, relevée dans plusieurs observations,
n'est pas constante ; et, vu le nombre élevé de
syphilitiques, pourquoi verrait-on si peu de
maladies de Dercum ?

L'alcoolisme est trouvé souvent, soit dans les
antécédents personnels, soit dans les antécédents
héréditaires. Cependant, les symptômes connus de
la polynévrite alcoolique ne ressemblent pas à ceux

de l'adipose. Et, dans tous les cas, l'alcoolisme devrait engendrer plus d'adipose douloureuse chez les hommes que chez les femmes ; or, c'est le contraire qui se produit.

On pourra faire la même objection pour *toutes les maladies infectieuses* ; rougeole, scarlatine, etc..., qui se répartissent également sur les deux sexes.

On trouve parfois, mais non toujours, des *traumatismes* au début de l'affection. De plus, la maladie a son siège initial n'importe où, sans localisation spéciale, et souvent des années après l'accident, et loin de la région traumatisée.

Cependant, au mois de juin dernier, MM. de Massary et Léon Bernard ont émis l'hypothèse que la maladie de Dercum pourrait bien être *d'origine tuberculeuse*, une forme larvée de la tuberculose. Ils se basaient, pour cela, sur les récents travaux de M. Landouzy et sur l'observation faite par MM. Poncet et Leriche que certains lipomes sont d'origine tuberculeuse. Il faut ajouter que M. de Massary invoquait la tuberculose comme cause de certains cas d'adipose douloureuse, mais non de tous. Qu'il nous soit permis d'opposer très respectueusement à ces Maîtres la même objection que précédemment nous avons formulée au sujet des maladies infectieuses : le bacille de Koch exerce ses ravages *autant* dans un sexe que dans l'autre. Alors, pourquoi l'adipose douloureuse n'est-elle *presque exclusivement* relatée que chez la femme ? En supposant même que le sexe féminin soit celui qui est le plus souvent atteint par la tuberculose, il y aurait encore une disproportion considérable entre le nombre d'hommes et de femmes tuberculeux, et celui d'hommes et de femmes souffrant d'adipose douloureuse.

Il nous est donc forcé de songer à une *intoxication endogène*, puisque les causes externes ne peuvent être invoquées d'une façon irréfutable. Et la marche de la maladie, progressive, tend à prouver qu'il s'agit bien d'une intoxication lente, constante, continue, par conséquent *d'une auto-intoxication*.

§. — Quel est l'organe dont le fonctionnement défectueux produit la perturbation nerveuse et l'adipose ?

Dans cet ordre d'idées, nous trouvons en première ligne la théorie qui fait de l'adipose douloureuse, *une dystrophie thyroïdienne*. D'après les résultats de sa première autopsie, Dercum attribue tous les troubles à la glande thyroïde, trouvée altérée ; à sa sécrétion modifiée, dont les produits anormaux détermineraient l'intoxication d'où résulterait l'affection. Cette hypothèse fut reprise et défendue par Roux et Vitaut qui conclurent que l'adipose douloureuse n'est qu'une forme fruste du myxœdème, due à une perversion de la fonction thyroïdienne. Roux a publié un cas d'adipose douloureuse s'accompagnant de goitre exophtalmique. Vitaut, dans les conclusions de sa thèse

inaugurale rattache la maladie de DERCUM à une
Perversion de la fonction thyroïdienne » pour lui,
le seul traitement est «l'opothérapie thyroïdienne »
Alors, avec MM. GAUTHIER et CARDUCCI, GHELFI
conclut que : adipose douloureuse, goître exophtalmique et myxœdème forment un même groupe
dans lequel les lésions thyroïdiennes, fait primitif,
ont pour conséquence, soit des maladies nerveuses, soit des dystrophies. Les troubles fonctionnels de la glande retentiraient sur le système
nerveux, dont la réaction modifierait secondaire-
ment l'innervation des organes ou l'équilibre de
la nutrition.

Cette théorie, pour séduisante qu'elle soit, n'est
pas à l'abri de certaines critiques. Comme BURR
l'a dit : « Elle repose beaucoup plus sur l'analogie
avec d'autres maladies (myxœdème, crétinisme) que
sur des preuves réelles. »

D'ailleurs, BURR, dans une autopsie, constate,
avec l'hypertrophie, *la dégénérescence du corps pituitaire* ; et il veut y voir la cause initiale de l'adipose.
En même temps, DERCUM et MAC-CARTHY (observation III) constatent dans une troisième autopsie
que le corps thyroïde ne présente aucune lésion ;
mais, par contre, ils trouvent des lésions mani-
festes du corps pituitaire sous forme d'adéno-sar-
come ; et ils se demandent si cet organe n'est pas
en relation avec la fonction productive ou destruc-
tive de graisse. La fillette que MADELUNG a vue,
avait reçu un coup de feu, et le projectile siégeait

à proximité de l'hypophise. STALPER constate à l'autopsie d'une acromégalique atteinte d'adipose douloureuse une tuméfaction adénomateuse du corps pituitaire. DELUCQ et ALAUX font jouer un rôle prépondérant à l'atrophie probable du corps pituitaire, causée par une tumeur de la cavité orbitaire, et tentent un traitement par l'opothérapic pituitaire, considérant l'hypophise comme glande à sécrétion interne d'après les travaux d'ANDRIEZEN, et ceux de CASELLI montrant l'analogie de fonction entre la glande thyroïde et le corps pituitaire (1).

DERCUM avait trouvé dans cette même autopsie une atrophie notable des testicules ; la même observation fut faite pour *les ovaires* ; ces organes ont une certaine influence dans la production de la graisse : les eunuques sont obèses, les animaux castrés sont gras ; les femmes, à la ménopause, augmentent souvent de poids. « Il est vrai que tous ces phénomènes se rapportent à l'obésité simple, chose bien différente de l'adipose douloureuse », dit BURR.

La *ménopause* ne joue-t-elle pas un rôle important ? Ce rôle est irrégulier ; dans le cas de SPILLER la cessation des règles est considérée comme cause de la maladie ; RENON et HEITZ, au contraire, nous disent que leur suppression amena un arrêt dans le développement de l'affection.

Les *émotions morales*, les *chagrins répétés*

(1) Caselli. — *Revue neurologique*, 1901.

causent en général de l'amaigrissement, et non
l'adipose, comme dans le cas de DEBOVE. Ils expli-
queraient tout au plus les troubles psychiques et
non la cause de la polynévrite périphérique et de
l'adipose.

En résumé, aucune des théories pathogéniques
émises par les auteurs n'est susceptible d'expliquer
la genèse de l'adipose douloureuse d'une manière
satisfaisante. Aucune d'elles n'est irrationnelle ; mais,
si toutes peuvent se défendre, toutes sont passi-
bles d'objections sérieuses.

L'influence du système nerveux dans la genèse
des accidents est indéniable. Mais, à côté de faits où
les lésions de névrite jouent un rôle prépondérant,
il en est d'autres où l'on peut incriminer l'altération des centres trophiques médullaires, peut-être
même une lésion du côté du cerveau. La maladie
peut être due aussi à un simple trouble dyna-
mique du cerveau. Alors la maladie rentre dans
l'ordre des trophonévroses et peut être le fait d'une
intoxication endogène par viciation de fonction de
la glande thyroïde ou pituitaire, ou exogène, par
poisons chimiques (alcool, tabac), ou par toxines
microbiennes, en particulier le bacille de KOCH.

L'adipose douloureuse n'est pas une entité morbide, mais *un syndrome clinique*, caractérisé par
l'association constante de symptômes bien définis.
Pourquoi vouloir en faire une affection relevant
toujours de la même cause ?

SYMPTOMATOLOGIE

De par le nom même que Dercum lui a donné, l'adipose douloureuse se distingue par deux symptômes principaux : *l'accumulation de la graisse* et *la douleur* : A ces deux phénomènes capitaux s'en ajoutent deux autres, faisant rarement défaut : c'est *l'asthénie musculaire* et *les troubles psychiques*.

Les quatre facteurs que nous venons d'énumérer : *adipose, douleur, asthénie, troubles psychiques*, forment ce que l'on appelle le quadrige symptomatique de la maladie de Dercum.

§. — L'*adipose* peut se présenter sous trois formes différentes : *circonscrite, diffuse, mixte.*

La première, *la forme circonscrite*, est de beaucoup la plus fréquente. Les masses graisseuses peuvent débuter sur les bras, puis s'étendre sur les côtés de la poitrine, autour des seins, de l'ombilic, sur les membres inférieurs. Leur forme est variable, tantôt globuleuse ou arrondie, tantôt pédiculée, sous l'aspect de masses confluentes ; leur grandeur est variable : leur surface peut être lisse, uniforme ou cordiforme, bossuée, donnant au pal-

per la sensation d'un paquet de varicocèles. Leur
consistance est en général assez dure, élastique,
pourrait-on dire, avec, disséminés sous la peau,
des points plus mous qui sont plus ou moins
douloureux à la pression. Souvent, ces masses
augmentent assez rapidement de volume ; mais
ce phénomène est encore inconstant, car on
en trouve qui, sans cause apparente, restent toujours stationnaires. Enfin, un traitement approprié
peut les faire rétrocéder et disparaître.

Dans *la forme diffuse*, la graisse peut, dès le
début de la maladie, se développer sur toute la
surface du corps, et tel est le cas de la malade
que nous avons pu observer dans le service de
M. le Professeur COMBEMALE ; elle peut s'accroître
d'une façon symétrique. Les parties les plus affec-
tées sont les bras, les mamelles, l'abdomen, les
les flancs, les fesses, les membres inférieurs. En
général la face des malades, les pieds et les mains
sont indemnes, ainsi que la nuque , mais les parties latérales du cou sont souvent envahies. Nous
avons dit en général, car il y a des exceptions.
La malade de BONDET présentait dans les régions
préauriculaires et sous-maxillaires, une accumulation de graisse, en même temps qu'une hypertrophie
de même nature, de la pointe du nez. La malade que
nous avons pu observer avait une couche de graisse
avec maximum de douleur, aux pieds et au niveau
des malléoles, et il y a quinze jours, elle nous disait
éprouver aux doigts des douleurs analogues à celles

qu'elle avait ressenties aux membres inférieurs avant l'apparition de l'adipose : « sensation de brûlure, d'arrachement de la peau des doigts. » Cependant, il faut noter que, règle générale, l'intégrité de la face, des mains et des pieds est conservée.

Dans *la forme mixte*, on observe une adipose diffuse, sur laquelle, cependant, on voit surgir des parties plus exubérantes, circonscrites, mais aux limites indécises, de volume variable, asymétriques, et se confondant avec les masses adipeuses sous-jacentes.

Le deuxième symptôme du quadrige de la maladie de DERCUM est : *les douleurs*. Elles sont de deux sortes : *spontanées* et *provoquées, se révélant à la pression*.

Les *douleurs spontanées* peuvent débuter en même temps que la maladie ou la précéder de plusieurs années. Mais nous reviendrons sur ce point dans l'étude de l'évolution de la maladie. Ces douleurs peuvent parfois faire défaut (dans les deux observations de DEBOVE). Elles peuvent présenter des exacerbations paroxystiques, suivies de périodes de calme parfois très longues. Dans les cas où le traitement donne des résultats, ces douleurs spontanées diminuent de nombre et d'intensité, en même temps que disparaît la graisse. Elles affectent de nombreuses formes : fourmillements, élancements, sensations de décollement ou d'arrachement de la peau, sensations de brûlure...

Les douleurs à la pression ne font jamais

défaut. C'est à l'endroit où la graisse est le plus abondante qu'elles sont plus intenses. C'est la pression sur les troncs nerveux qui détermine les plus vives douleurs, tandis que l'on ne constate aucune douleur osseuse. Ces douleurs sont parfois si violentes que les mouvements de la malade en sont gênés. Notre malade appréhendait de se mettre au lit et redoutait principalement le poids du drap sur les jambes. « Je dus acheter un second lit, craignant d'être touchée par les pieds de mon mari. » Sous l'influence de la thérapeutique, ces douleurs diminuent, avec la graisse, plus vite que les douleurs spontanées.

Le troisième symptôme, l'*asthénie musculaire* est constant. La malade se plaint d'une lassitude constante, d'un abattement physique et moral ; elle a le dégoût du moindre effort ; tout mouvement lui semble pénible. Quand elle est dans son lit, elle n'éprouve nullement le désir de se lever ; cela peut aller jusqu'à l'astasie-abasie, d'après l'observation de Sabrazès. De plus, elle a toujours envie de dormir. Et, cependant, elle ne présente aucune trace de paralysie, et sa force musculaire, quoique un peu diminuée, est toujours conservée.

Les *troubles psychiques*, quatrième symptôme, se retrouvent dans beaucoup de cas. Ils manquent parfois cependant (chez les malades de Sabrazès, de Delucq et Alaux) ; la malade de Marcou est d'une intelligence supérieure et ne présente aucun trouble psychique. Ces troubles ressemblent un peu à ceux occasionnés par la neurasthénie : changement brusque de caractère, qui devient irritable, acâriâtre ; idées tristes ; crises de larmes survenant à la moindre contrariété ; tentatives de suicide (malades de Bondet, Deny, Le Play et G. Ballet). Certaines malades restent indifférentes à tout ce qui se passe autour d'elles ; d'autres sont très bruyantes. On peut même parfois constater de l'amnésie partielle ou totale et de la confusion mentale. La première malade observée par M. le Professeur Combemale était une *minus habens.*

§. — Le quadrige symptomatique s'accompagne aussi de *symptômes secondaires*, qui méritent toutefois d'être signalés. Ce sont les troubles vaso-moteurs, sensitifs, moteurs, sensoriels et trophiques.

1) Les *troubles vaso-moteurs* se manifestent principalement par les hémorrhagies et surtout les métrorrhagies, qui, bien que les malades aient passé l'âge de la ménopause se reproduisent parfois régulièrement tous les mois.

Ils se manifestent aussi sous d'autres formes : épistaxis, hématémèses, purpura, suffusions sanguines sous-cutanées, et par un développement anormal du réseau veineux superficiel, où le plus léger traumatisme provoque la formation d'ecchymoses sous-cutanées (observations de Eshner, Oddo et

Chassy, Deny et Le Play, Bondet, Debove, Delucq et Allaux).

2) *Les troubles moteurs* sont peu marqués et plutôt dus à l'asthénie ou à l'obésité ; les réflexes tendineux sont normaux, parfois diminués cependant.

3) *Les troubles sensitifs* se manifestent par les douleurs spontanées ou à la pression. Mais on observe en outre parfois des céphalées, des crampes, du prurit, ou des modifications de la sensibilité au contact, à la chaleur, à la douleur.

4) *Les troubles sensoriels* sont assez fréquents et indiquent une lésion des nerfs. On a observé des paralysies oculaires, de la diminution du champ visuel (Sabrazès), des bourdonnements d'oreille (Eshner). L'acuité auditive est fréquemment diminuée.

5) *Les troubles trophiques* varient suivant les tissus. On a signalé l'atrophie du système pilaire se traduisant par une diminution de la quantité des cheveux, de la rareté des poils du pubis. La peau peut être pigmentée, cyanotique, mais jamais épaissie, sans œdème séreux ou muqueux. Dercum a noté du zona dans un cas, Guidiceandrea et Sabrazès de la gérodermie au niveau des mains. Dans l'observation d'Oddo et Chassy on voit la malade atteinte de sclérodermie. On trouve des arthropathies multiples, rappelant par leur caractère les arthropathies tabétiques et ne relevant pas du rhumatisme (dans le cas de Renon et Heitz). Enfin,

signalons le cas de PENNATO où une dystrophie osseuse est un symptôme de premier ordre.

§. — On peut diviser son *évolution* en deux périodes :

1º Une *période de début.*

2º Une période d'état.

1º Le *début* est tantôt insidieux, tantôt violent. *Insidieux*, le plus souvent, il consiste en légères douleurs qui peuvent être continuelles ou intermittentes : le siège que ces douleurs occupent est des plus variables. En général peu intenses, elles sont une gêne pour la malade, mais elles ne l'empêchent pas de continuer à se livrer à ses occupations habituelles. Telle est l'observation de MARCOU, qui rapporte les paroles de sa malade : « J'avais les jambes nouées ; une *sorte de gêne douloureuse* m'empêchait de les mouvoir. »

Comme nous le disions plus haut, à l'étude du symptôme douleurs, la graisse n'envahit souvent les tissus que longtemps après l'apparition des douleurs (cas de Gilbert BALLET, MARCOU, le nôtre). Le début de l'envahissement adipeux se manifeste par une légère rougeur de la peau, accompagnée d'une tuméfaction œdémateuse mal limitée. Cette tuméfaction se développera progressivement à mesure que les douleurs augmenteront d'intensité.

La maladie n'évolue pas d'une façon régulière, mais par poussées successives, chacune de ces poussées s'accompagnant de crises douloureuses paroxystiques d'une plus grande acuité. Mais ce n'est qu'après la disparition de ces phénomènes inflammatoires que l'on constatera la formation d'une petite tumeur persistante.

Cependant, dans certains cas, le début passe complètement inaperçu, les douleurs faisant défaut (cas de Debove).

Le début *violent* est plus rare ; mais il faut reconnaître que cette période est fort mal connue, les observateurs n'ayant occasion de voir les malades qu'à une époque où l'affection est déjà confirmée, quand on les appelle pour calmer les douleurs. Les phénomènes douloureux, même au début, peuvent être très intenses (Guidiceandrea dut, dès le premier jour, faire des piqûres de morphine). Dans le cas de Roux et Vitaut, le début affecta une allure aiguë, accompagnée de phénomènes généraux, tels que fièvre, courbature, troubles digestifs...

Comme dans le début insidieux, la douleur est ordinairement le premier symptôme en date, mais il peut arriver que l'adipose précède.

La période d'état se manifeste par le quadrige symptomatique de l'adipose douloureuse, étudié plus haut, et des symptômes secondaires.

DIAGNOSTIC

Nous avons énuméré le quadrige symptomatique qui permet de faire déjà un diagnostic à peu près sûr de la maladie de DERCUM : adipose, douleur, asthénie, et troubles psychiques, quand ils sont réunis, sont les caractéristiques de la maladie de DERCUM. Cependant, nous devons étudier successivement le diagnostic dans chacune des formes cliniques que présente l'adipose douloureuse en le discutant surtout avec les affections présentant avec elle une certaine analogie.

§. *Forme diffuse*. — Nous ne pensons pas qu'il soit possible de confondre la forme diffuse de la maladie de DERCUM avec :

1°) *L'éléphantiasis des Arabes*, affection de certains pays chauds, occasionnée par une filaire, se localisant souvent à un seul membre, qui devient énorme et dont la peau subit des altérations ; ni avec l'*éléphantiasis nostras*, consécutif à des érysipèles et à des œdèmes chroniques ;

2) *Le myxœdème de l'adulte.* Le visage du myxœdémateux a une bouffissure typique, tandis que, dans l'adipose douloureuse, le visage est toujours respecté, ainsi que les pieds et les mains. Puis le myxœdème n'est pas douloureux, même à la pression. Les troubles psychiques sont un peu les mêmes dans les deux affections ; mais les troubles intellectuels sont plus accentués dans le myxœdème, où l'on trouve souvent un facies hébeté, la physionomie stupide. Il est vrai de faire remarquer que la première malade atteinte d'adipose douloureuse observée par M. le Professeur COMBEMALE dans son service hospitalier de la Charité était une « minus habens » et présentait justement ce visage idiot. Enfin, le début n'est pas le même : le myxœdème apparaît dans l'enfance ou l'âge adulte, tandis que l'adipose, sauf de rares exceptions (malade de MADELUNG, âgée de 9 ans; malade d'EDWALL, âgé de 17 ans), se montre plutôt dans la vieillesse. On peut cependant attribuer aux deux affections une cause commune : lésions du corps thyroïde, et employer pour l'une et l'autre la même thérapeutique : l'opothérapie thyroïdienne ; mais celle-ci a moins d'action dans la maladie de DERCUM que dans le myxœdème.

3) *L'obésité banale* ne présente pas les signes cardinaux de la maladie de DERCUM. Cependant, certains auteurs, et en particulier KARPINSKY, soutiennent qu'il existe des rapports intimes entre l'adipose douloureuse et l'obésité simple.

4) *L'œdème nerveux* est plus difficile à diagnos-

tiquer d'avec l'adipose douloureuse, car ils ont beaucoup de points de ressemblance, et leurs différences sont peu accentuées. Les œdèmes nerveux qui surviennent chez les hémiplégiques, les hystériques, dans les affections médullaires, dans les névrites périphériques de causes toxiques, ressemblent à ceux que l'on peut observer dans la première phase de la maladie de DERCUM.

5) *Le trophœdème chronique héréditaire* décrit par Henry MEIGE présente les caractères suivants : œdème chronique, dur, indolore, blanc, à répartition segmentaire unie ou bilatérale, ne respectant pas les extrémités, et quand il n'est pas congénital débutant même par celles-ci, et se développant au moment de la puberté et de l'adolescence, affectant une prédilection marquée pour les membres inférieurs et pouvant persister la vie entière, sans préjudice notable pour la santé. HENRY MEIGE a d'ailleurs fait un article très intéressant sur le diagnostic différentiel d'avec la maladie de DERCUM. En 1905, l'École de Lyon et, en particulier, LAUNOIS et LANÇON ont fait des travaux sur le trophœdème, qui corroborent entièrement ce qu'avait dit Henry MEIGE.

6). Le *pseudo-éléphantiasis neuro-arthritique de* MATHIEU s'accompagne de douleurs et respecte le pied, tout comme la maladie de DERCUM ; mais toujours il ne s'étend que de la cheville au genou, sans remonter plus haut.

7). Le *pseudo-œdème catatonique de* Dide se localise à la face dorsale des pieds, à la partie inférieure des jambes, rarement à la face dorsale des mains. Il peut d'ailleurs co-exister avec la maladie de Dercum.

§. — *Forme nodulaire.* — L'adipose douloureuse à forme nodulaire se distingue aisément des autres affections nodulaires, auxquelles on a pu la comparer.

1) *La neuro-fibromatose généralisée* ou *maladie de* Reklinghausen est une affection congénitale caractérisée par de petites tumeurs sous-cutanées ou situées sur le trajet des nerfs. Ces tumeurs ne respectent ni la face ni les extrémités et sont rarement douloureuses. La peau est pigmentée.

2) *L'atrophie musculaire pseudo-hypertrophique de* Duchenne.

3) *Le molluscum généralisé multiple.*

4) *Les gommes, le névrome plexiforme,* les nodosités de *l'érythème noueux, la sarcomatose cutanée,* etc...

5) *L'adéno-lipomatose* de Launois et Bensaude se distingue de l'adipose douloureuse en ce que les productions graisseuses sont localisées à la nuque, à la région cervico-faciale, et aussi aux deux côtés de la ligne blanche abdominale.

Dans les cas types, la tête du malade semble portée par un coussin adipeux. Il n'y a pas de douleurs.

Cependant, la différenciation absolue de l'adéno-lipomatose à la lypomatose symétrique est encore aujourd'hui discutée.

La *lipomatose symétrique* présente une série de lipomes qui se développent symétriquement des deux côtés du corps et dont la nature ressemble beaucoup à celle des masses de l'adipose douloureuse. Mais, dans la lipomatose symétrique, les lipomes présentent les caractères suivants : début lent et insidieux ; apparition dans la jeunesse ou l'âge adulte ; consistance molle et délimitation peu nette ; distribution habituellement symétrique et absence de phénomènes douloureux spontanés ; mais surtout absence d'asthénie musculaire et de troubles psychiques.

§. — Enfin, il faut faire le diagnostic de l'adipose douloureuse avec une maladie décrite pour la première fois le 3o avril 1891 par Mœbius: l'*akinesia algera* (Impossibilité de remuer sans douleur). Les mouvements, dans cette affection, sont douloureux, sans qu'on puisse trouver une cause qui explique ces douleurs. L'état des muscles est bon, et c'est dans les muscles que siègent les douleurs. Au moindre mouvement survient une violente douleur, qui dure plusieurs heures ; plus fort est le mouvement, plus vive est la douleur ; celle-ci existe même pendant le repos, aux avant-bras et aux mains. La sensibilité cutanée n'est pas altérée ; la pression des muscles est désagréable pour le sujet, mais pas fort douloureuse. Les réflexes sont normaux ou un peu accentués. Tout le reste est normal : appétit bon, intelligence saine (mais la fatigue mentale survient rapidement), etc..

Le premier symptôme est un état de faiblesse nerveuse ; au début, les mouvements accompagnés d'efforts sont douloureux; dans la suite, les plus minimes déplacements sont intolérables. Il arrive qu'alors toute action devient impossible et le malade est comme paralysé. La guérison n'est pas impossible. Les malades sont des sujets dégénérés: l'affection est de nature fonctionnelle ou psychique ; l'hystérie n'est cependant pas forcément en jeu. En tous cas, il n'y a aucune lésion de névrite ou de lésion organique quelconque : ce sont des *douleurs-hallucinations*.

Il s'agit, dit Mœbius, de cerveaux surmenés, irrités, dans lesquels la fatigue, quelle qu'elle soit, entraîne des douleurs centrales généralisées ; « ce sont alors les membres innocents qui paient pour la tête, » Il insiste sur la prédisposition héréditaire, sur le surmenage intellectuel. Cette affection peut mener au délire ou à l'agitation maniaque.

Le principal symptôme de la maladie de Dercum : l'adipose, manque dans l'akinesia-algera. Ce ne peut être qu'un hasard (comme dans le premier cas de Mœbius) que le malade ait de l'embonpoint.

Les deux maladies amènent des troubles psychiques, différant cependant par leur origine.

Dans l'akinesia-algera, l'hérédité joue un grand rôle qu'on ne trouve pas dans l'adipose douloureuse.

Enfin, les avant-bras et les mains sont le siège de prédilection des douleurs dans la maladie de Mœbius, tandis que, dans l'adipose, les mains sont presque toujours indemnes et les douleurs sont localisées le long du trajet d'un nerf. Ces douleurs ne sont pas continues ni de même intensité. présentant des exacerbations paroxystiques dont on ignore la cause. L'akinesia s'attaque indifféremment aux deux sexes et se guérit ; l'adipose douloureuse frappe surtout les femmes, et la guérison n'a jamais été signalée.

Lucien MIGUEL, dans sa thèse « De la valeur nosologique de la maladie de DERCUM » (Paris 1904), fait le diagnostic différentiel de l'adipose douloureuse avec ces maladies à détermination sous-cutanée, que, dans ce résumé, nous venons de voir avec lui. Et nous concluerons avec lui « que la forme diffuse de l'adipose douloureuse est à rapprocher de la plupart de ces cas d'œdème d'origine nerveuse qui forment plusieurs catégories mal classées, que l'on a tendance à diviser à l'infini. »

PRONOSTIC

En l'état actuel, quand nous nous trouvons en face d'une malade souffrant d'adipose douloureuse, quelle amélioration ou quelle guérison pouvons-nous espérer obtenir ?

Dans presque tous les cas que nous avons vus, ou dont nous avons lu l'observation, l'évolution de la maladie de DERCUM a été fatalement progressive. Parfois, cependant, il semble que l'on ait réussi à l'arrêter et même à obtenir une amélioration plus ou moins notable.

On voit la graisse commencer d'abord à diminuer sensiblement et, comme conséquence immédiate, on note une diminution du poids du corps, avec amélioration des troubles de la motilité. En même temps, la malade arrive à supporter plus facilement le contact des corps étrangers ; les douleurs à la pression s'apaisent.

Mais il n'en est pas de même des douleurs spontanées. Nulle part on ne mentionne leur suppression, tout au plus une légère diminution.

En tous cas, nous n'avons jamais trouvé signalée une guérison complète.

Aussi le pronostic de la maladie de Dercum doit-il être réservé dans tous les cas, tout en tenant compte cependant des résultats possibles, que l'on peut obtenir par un traitement approprié, mais sur lesquels il ne faut pas fonder de trop grandes espérances.

Il faut donc toujours considérer comme grave cette affection, qui est d'abord fort douloureuse, comme nous l'avons vu, et qui s'accompagne généralement d'asthénie musculaire et souvent de troubles psychiques, même de débilité mentale.

Si, par elle-même, elle ne compromet pas l'existence des malheureux qui en sont atteints, elle les met toutefois dans un état de moindre résistance, et on peut voir que souvent ces malades meurent quelques années après d'une affection intercurrente. Dans certains cas, on a vu l'adipose douloureuse conduire les sujets atteints de cette affection à l'aliénation mentale ou au suicide.

Et dans tous les cas, par sa persistance ou sa longue durée, même à l'état stationnaire, la maladie de Dercum rend bien misérable l'existence de ces malades.

TRAITEMENT

Quand, en 1901, Vitaux (de Lyon) fit sa thèse sur la maladie de Dercum, il concluait avec foi en faveur de l'opothérapie thyroïdienne comme devant donner de merveilleux résultats dans le traitement de l'adipose douloureuse. Dercum, Roux affirment avec lui que c'est là la seule médication.

En effet, si l'affection n'était due qu'à une auto-intoxication d'origine soit thyroïdienne, soit pituitaire, si aucune autre cause n'influait sur l'apparition et le développement de la maladie, il serait tout rationnel de penser que seule l'opothérapie thyroïdienne ou pituitaire puisse donner de bons, même d'excellents résultats. Mais, hélas ! il n'en est pas ainsi. Et bien que certains auteurs (Dercum, Roux, Vitaut, Spiller, Guideceandrea, Combemale) aient signalé l'amélioration obtenue par ce traitement : amaigrissement, diminution des troubles de la motilité et des douleurs à la pression, aucun, même parmi ceux-ci, n'ont noté de guérison complète, à peine une amélioration légère, pas même durable. Et, en regard, combien d'échecs ! La malade que nous avons observée à l'hôpital de la Charité nous a déclaré que son médecin l'avait déjà soumise à la médication thyroïdienne et que son état ne s'améliorait pas.

On a essayé aussi, dans le même ordre d'idées, l'extrait glycériné de corps pituitaire, mais toujours sans grand résultat.

La strychnine, l'arsenic, ont été administrés sans la moindre amélioration. Le salicylate de soude, donné au moment des exacerbations paroxystiques des douleurs spontanées n'a pas produit grand effet (1). Seule, la morphine a endormi les douleurs de la malade de MARCOU (ainsi qu'une excitation médullaire, comme on peut le voir dans l'observation VI). Le bromure a paru agir quelquefois ; mais, dans l'observation précitée, MARCOU l'administrait dans un tout autre but.). D'après cette malade, les bains chauds auraient aggravé son état ; les bains froids étaient mieux supportés, mais sans donner de grands résultats, sauf chez les deux hystériques traitées à Bicêtre, qui ont été améliorées par l'hydrothérapie, nous dit FÉRÉ.

L'iodure a été supporté longtemps, mais sans résultat. KAPLAN et FEDOROW ont eu recours sans succès à la photothérapie. La malade de SABRAZÈS vit ses douleurs calmées par des vésicatoires appliqués, sur les cuisses.

Le traitement imaginé par M. BONDET, de Lyon,

(1) Notre malade prend en ce moment 3 grammes de salycilate, mais n'accuse pas grand soulagement (Décembre 1907).

a paru donner de meilleurs résultats. Après avoir tenté l'opothérapie thyroïdienne, puis la médication arsenicale et bromurée sans résultat, au mois d'avril 1903, M. BONDET ordonna l'ingestion quotidienne de 60 gouttes de teinture d'iode, et des frictions *loco dolenti*, avec du baume hyodraté. Sous l'influence de ce traitement, longtemps prolongé,interrompu parfois pour permettre la tolérance, il constate : réelle amélioration, apaisement des douleurs, amaigrissement général, diminution des tumeurs lipomateuses. Le résultat était déjà beau. Mais, voyant que l'état restait stationnaire, en mars 1904, M. BONDET commence à faire des applications d'électricité sous forme de rayons X. Il fit exposer le bras droit de la malade à vingt-cinq centimètres de l'ampoule fonctionnant sous 7 ou 8 centimètres d'étincelle pendant 15 séances, ce qui fit en tout 130 minutes d'exposition ; il put constater alors que le bras de la malade avait une diminution de circonférence de 4 cent. 8. Le bras gauche ne fut exposé que pendant huit séances, soit en tout 57 minutes, et dans les mêmes conditions ; il nota une diminution d'un demi-centimètre. En même temps que la rœtgenisation, on poursuivait le traitement iodé établi plus haut : en trois mois, la malade a perdu 3 kilogs ; mais, surtout, son état physique s'est amélioré et les idées tristes se sont évanouies.

Nous n'avons trouvé aucune autre médication, même l'opothérapie thyroïdienne, qui ait obtenu ces résultats. Sans doute, ce n'est pas encore le traitement curatif complet ; la guérison n'est pas au bout. Mais, dans cette affection si douloureuse et si redoutable dans son pronostic, améliorer est une grande consolation, et une légitime satisfaction pour le médecin.

Observation I

ADIPOSIS DOLOROSA-DERCUM

(*The American Journal of the medical Sciences*). Décembre 1892

M. M..., âgée de 60 ans, veuve, couturière, née en Allemagne, résidant en Amérique, depuis 26 ans ; admise le 7 octobre 1891 dans la salle des nerveux de l'hôpital de Philadelphie. Pas de mémoire ; histoire racontée en partie par les parents.

Histoire de la famille. — Mère morte d'une maladie de cœur. Sept frères ou sœurs en bonne santé. Jamais d'enfant ni de fausse couche.

Antécédents personnels. — Il y a quelques années, apparition d'une glande derrière le cou. Le docteur Coron, du Collège médical de Jefferson, consulté, ne fit pas d'opération. Depuis lors, apparurent successivement d'autres tumeurs en différents points. Les règles deviennent plus abondantes que normalement. Quelques hématémèses et quelques épistaxis. Ménopause à 46 ans. Pas d'affection antérieure. Perte de la mémoire depuis deux ans environ.

État actuel. — La malade est très faible depuis 2 semaines ; elle est incapable de marcher. Reste couchée, apathique. Peut toutefois se lever et répondre aux questions avec une certaine intelligence, mais avec lenteur. Elle est un peu sourde.

L'examen révèle la présence de masses molles, volumineuses, et de tuméfactions diversement situées. On trouve une néoformation volumineuse au niveau des deux biceps, d'autres plus petites en avant et en arrière de chaque bras. Sur le ventre se trouvent deux masses de larges dimensions, séparées au niveau de l'ombilic par un pli transversal assez profond. Une autre tuméfaction fait proéminer considérablement la région du mont de Vénus. Une néo-production volumineuse fait saillie sur la nuque, tandis qu'une infiltration donne à chaque moitié du dos l'aspect d'un sérieux rembourrage. Dépôt diffus sur chacune des hanches. Par un contraste marqué il n'y a pas de néo-production sur les avant-bras, les mains et le visage, au niveau des cuisses, des jambes et des fesses.

Les régions fessières sont nettement aplaties. La consistance de ces tuméfactions est variable; assez ferme, rénitente au niveau de la nuque et de l'abdomen. Partout ailleurs, elle est au contraire très molle, élastique, donnant la même sensation lobulée décrite dans les deux premiers cas. Ces différentes masses sont douloureuses au toucher. La malade se plaint vivement si on les palpe, même avec précaution. Les plus douloureuses sont celles de la nuque et des bras. Elles sont le point de départ de douleurs lancinantes, dont la malade souffre beaucoup. Pas de modification des troncs nerveux. Maux de tête marqués.

La surface du radius est grossière, avec exostose d'environ 2 pouces 1/2 en son milieu. A la face externe du bras droit, large plaque décolorée, ressemblant à une cicatrice syphilitique. Surface des tibias irrégulière. Pas de cicatrice sur les jambes. On trouve quelques cicatrices blanches sur le front, de nombreux points purpuriques sur les avant-bras, les cuisses, les jambes et le dos, et aussi des places de petite étendue où la peau est moins rugueuse.

La sensibilité cutanée est généralement diminuée. Quelques zones d'anesthésie, dont la localisation est assez constante pour être exactement retrouvées à chaque examen. L'une de ces zones d'anesthésie remonte sur le côté droit jusqu'à l'épaule droite.

L'extrême faiblesse de la malade rend l'observation des yeux très difficile. Les renseignements fournis ne révèlent aucune modification. L'urine contient de l'albumine, ne donne aucun dépôt. La malade affirme qu'elle ne transpire pas depuis plusieurs années. Par moment, un peu d'hypothermie. Cheveux bien conservés.

La malade s'affaiblit incessamment, malgré les régimes fortifiants et les stimulants. Sa démence s'accentue. Perte involontaire des urines et des matières fécales. Mort le 5 novembre dans le coma.

Autopsie, le 16 novembre 1901. — Corps d'une grande femme avec masses graisseuses irrégulièrement distribuées. Décoloration du dos. Suffusions sanguines sur le bassin. Dure-mère normale ; pie-mère très œdémateuse. Cerveau mou et œdémateux. Moelle normale. La peau de la poitrine et de l'abdomen semble normale, mais le tissu sous-cutané offre l'aspect d'une masse de gras-blanc. Son épaisseur est considérable : 7 pouces au-dessus de l'ombilic. La glande thyroïde est plus grande que normalement, plus dure, comme calcifiée, spécialement au niveau du lobe droit.

Le cœur pèse 8 onces 1/2 ; valves aortiques et mitrales légèrement épaissies. Parenchyme cardiaque nettement graisseux. Poumons emphysémateux. Lésions de gastrite chronique sur la muqueuse stomacale. Légère infiltration graisseuse du foie, qui pèse 44 onces. Rate normale. Reins bosselés avec substance corticale très diminuée, et capsule adhérente. Rien à noter dans les organes pelviens.

Comme dans le deuxième cas, des fragments des différents viscères, ainsi que le cerveau, des nerfs sous-cutanés, la glande thyroïde avaient été enlevés, afin de les examiner au microscope. Par malheur ces spécimens ont été égarés.

Observation II

William Spiler. — *Medical News* (février 1898).

M. A..., célibataire, originaire d'Islande, entre, le 25 novembre 1890, à l'hôpital de Philadelphie, dans le service du Docteur Dercum.

Antécédents héréditaires. — Mère morte d'hydropisie à 5o ans ; son père s'est noyé. Trois frères et trois sœurs morts en bas-âge ; une sœur, devenue très grasse à la ménopause, est morte asthmatique.

Antécédents personnels. -- La malade dit avoir toujours joui d'une bonne santé. Elle nie tout excès alcoolique.

Ménopause à 4o ans ; jamais d'hémorrhagie, ni céphalée, ni vertige. Elle a toujours été mince; ce n'est que vers l'âge de 4o ans qu'elle commença à grossir. Après 12 ans de travail dans une buanderie, des douleurs se firent sentir aux talons, surtout pendant la marche. Ces douleurs s'étendaient aux jambes, paraissant siéger à la fois dans les tissus et dans les articulations; bientôt, les hanches et l'épaule droite furent atteintes.

Il y a deux ans (1894), douleurs dans le tissu cellulaire sous cutané des membres et du tronc, présentant parfois de violentes exacerbations.

L'embonpoint s'accrut violemment après le début des douleurs. La pression superficielle des bras, des cuisses, des jambes, des fesses, de la région lombaire et du dos est douloureuse. La douleur ne suit pas le trajet des troncs nerveux. Pas de zone d'anesthésie. La chaleur et le froid sont fort bien perçus. Un peu de faiblesse musculaire.

Réflexes rotuliens normaux. Pas de déviation de la langue. Les pupilles sont égales et réagissent bien.

La malade accuse de la céphalée et des douleurs dans la hanche gauche pendant les marches depuis trois ans. Rougeur anormale du front.

Les dépôts graisseux sont très volumineux sur les cuisses, l'abdomen, les mollets, les reins, le dos et les bras ; moins accusés sur les avant-bras. Pas trace de néoformation, ni de douleur aux pieds, ni aux mains, ni à la face, ni au cou.

Le corps thyroïde est très atrophié. On trouve chez cette malade des nodules graisseux nettement circonscrits.

Observation III

Autopsy in a case of adiposis dolorosa. F. X. DERCUM *et* D. J. *Mac* CARTHY. the american Journal. of the médical Sciences (*Décembre 1902, fragments.*).

Le cas suivant a été rapporté *intra vitam* par l'un de nous (F. X. DERCUM) devant le Collège de Médecine le 5 février 1902.

Charles B..... 39 ans, célibataire, Américain, tourneur sur bois.

Autopsie. — A l'ouverture de l'abdomen, la paroi présente une couche de graisse de 3 pouces 3/4 d'épaisseur. Sur la ligne d'incision (de l'appendice xyphoïde au pubis), on trouve 4 masses nodulaires du volume d'une orange qu'on sépare facilement de la graisse environnante.

CERVEAU. — La dure-mère est adhérente ; un peu d'œdème sous la pie-mère. Il est impossible d'enlever le corps pituitaire ; il est nécessaire de faire l'ablation de la selle turcique. Cette opération est très facile, l'os étant si mou qu'on le coupe sans effort avec un simple bistouri....

Corps pituitaire. — Il est intimemeut adhérent à la dure-mère de la selle turcique. Si on essaie d'enlever la glande, on aperçoit entre la dure-mère et la substance glandulaire, une couche de matière calcaire de 3 millimètres d'épaisseur. Après l'ablation, ce qui constitue la portion normale de la glande occupe apparemment le quart gauche de la masse ; les trois quarts restant forment une véritable tumeur. Celle-ci a la même consistance que la glande elle-même ; elle est dépolie sur celle de ses faces qui correspond à la plaque calcaire enlevée et rattachée à son extrémité postérieure à l'artère carotide interne.

Au microscope, on voit que la plaque calcaire est constituée par du tissu osseux réticulaire, infiltré de cellules éosinophiles.. .'

Quand au tissu glandulaire normal, son volume correspond à peu près au tiers du volume habituel de la glande adulte. Les acini glandulaires sont pour la plupart parfaitement normaux....

L'infiltration néoplasique, qui commence dans la portion acineuse de la glande et se continue dans la portion cérébrale, présente la disposition cellulaire d'un adéno-carcinome.

La présence de matière colloïde, dans les petits vaisseaux et entre les cellules de la tumeur, est un argument en faveur de la théorie d'après laquelle les cellules d'une tumeur dérivée d'un tissu à fonction autonome, tels que les éléments glandulaires de la pituitaire, peuvent, jusqu'à un certain degré conserver, même à l'état pathologique, les propriétés physiologiques du tissu dont elles dérivent. La présence ou l'absence de symptômes acromégaliques, suivant les cas, dans les tumeurs pituitaires, s'expliquerait par des conditions identiques à celles qu'on observe dans notre cas particulier.

On trouve dans la graisse sous-cutanée de petits corps ovalaires : des glandes hémo-lymphatiques.

CORPS THYROÏDE. — Un examen très attentif par le docteur FLEXNER ne révèle *aucune altération de l'organe.*

TESTICULES. — Les testicules sont atrophiés ; on n'y trouve pas trace d'activité fonctionnelle ; leur structure est normale.

REINS. — On constate toutes les lésions histologiques d'une néphrite parenchymateuse aiguë.

CAPSULES SURRÉNALES. — Cette capsule enlevée est deux fois plus volumineuse qu'à l'état normal ; l'examen microscopique ne révèle aucune altération de structure.

FOIE. — Cet organe présente les signes habituels de l'infiltration graisseuse à son maximum.

En résumé, les lésions plus intéressantes constatées à l'autopsie sont les suivantes : adéno-carcinome du corps pituitaire ; disposition anormale des circonvolutions cérébrales ; augmentation de nombre et confluence des scissures : nodules hémo-lymphatiques fibreux dans le tissu graisseux sous-cutané, présentant un état congestif intense ; lésions de névrite interstitielle dans les filaments nerveux de la graisse superficielle ; glandes hémo-lympathiques de nouvelle formation dans le tissu graisseux sous-cutané ; angiome télangiectasique avec légère hyperplasie interstitielle de la rate ; atrophie testiculaire ; néphrite parenchymateuse aiguë ; érysiphèle cutané.

Observation IV

Gilbert BALLET. *Journal des Praticiens* (septembre 1902)

Femme 68 ans : a un fils atteint d'encéphalite diffuse ; une certaine obnubilation du cerveau l'empêche
de fournir de grands renseignements sur son passé.
Il y a 6 ans, elle accusait des souffrances vives dans
les membres inférieurs et les bras, et, peu de temps
après, survint un engraissement rapide des parties
douloureuses. Cette augmentation de volume a subsisté
depuis. Encore aujourd'hui, la malade a une tuméfaction énorme des deux membres inférieurs ; la jambe
est entourée d'un véritable manchon adipeux ; le pied
est, au contraire, à peu près normal et ne présente
qu'un peu d'œdème superficiel. L'adipose remonte le
long des cuisses, gagne l'abdomen, mais ne déborde
guère plus haut et cesse à la partie supérieure du
thorax.

Dans les membres supérieurs, même contraste
qu'aux membres inférieurs : de même que le pied
était à peu près normal, la main est normale, de
même que la jambe était enveloppée d'une épaisse
couche de graisse, le bras est très volumineux pour
la même cause. Le visage est maigre.....

Dans le cas présent, c'est une lipomatose lobulée
et une lipomatose diffuse qu'on rencontre ; c'est
une forme intermédiaire entre deux groupes voisins.

L'adipose, toutefois, ne suffit pas pour consti-
tuer la maladie de DERCUM. D'autres symptômes
entrent en jeu. D'abord, cette adipose est douloureuse ; des douleurs la précèdent. L'hypertrophie
ne vient qu'après. Ces douleurs se traduisent par

des sensations contusines ou de brûlures ; elles
s'accompagnent parfois de poussées d'œdème. Peu
à peu les souffrances s'atténuent et disparaissent.
La malade ne les ressent plus spontanément ; elle
n'en souffre que d'une façon provoquée, quand
on comprime les tissus en surface ou en profon-
deur.

Quelques autres phénomènes achèvent de des-
siner son affection. La sensation de fatigue est
à la source du moindre effort: cette pauvre femme
ne peut rien faire ; elle est impuissante à gagner
sa vie. En outre, des phénomènes mentaux, dans
le genre de ceux qui ont déjà été signalés
dans d'autres cas, troublent ses facultés. Le caractère est triste, irritable, avec une certaine tendance à la dépression mélancolique. A son entrée,
c'était l'agitation et la confusion mentale qui
dominaient. La malade criait, se promenait la
nuit, tenta de se suicider en se jetant par la
fenêtre, essaya de s'asphyxier un autre jour.

Pas d'hémorrhagies, ni d'arthropathies, ni de
troubles vaso-moteurs ; pas de sclérodermie, pas
de sénilité précoce.

Observation V

(Gilbert BALLET.— *Presse médicale*, 8 avril 1903, p. 285).

Il s'agit d'une femme de 68 ans qui avait éprouvé
sept ou huit ans auparavant de violentes douleurs
dans les membres inférieurs et supérieurs. Elle avait

engraissé postérieurement aux douleurs. Volume considérable des membres inférieurs, qui sont énormes,
cylindriques. Le pli du jarret n'est pas marqué ; à
peine si on distingue le relief de la rotule ; le mollet
est effacé. Au niveau de la cheville, le manchon adipeux cesse ; aussi, contraste frappant entre l'aspect
éléphantiasique de la jambe et la gracilité du pied.
Cependant, ce contraste tend à disparaître, car, à la
face dorsale du pied, commence à apparaître un léger
œdème, mou. Aux membres supérieurs, les mains sont
normales, mais, comme aux pieds, léger œdème depuis
quelques jours, mais moins accusé. Les avant-bras et
les bras sont très gros ; le relief musculaire a disparu ;
le pli du coude est à peine marqué. Au poignet,
comme à la cheville, cesse le manchon adipeux. Adiposité
de l'abdomen et du thorax ; la cicatrice ombilicale est
déplissée ; la peau forme un large bourrelet, qui tombe
sur les cuisses ; intégrité de la face et du cou. A la
palpation, on sent sur la jambe et l'avant-bras des
nodules graisseux, circonscrits, indépendants. Ailleurs.
la graisse est répartie d'une façon diffuse. Douleurs
spontanées, élancements, sensations de brûlure. Douleurs provoquées par la pression, par la marche. par
les efforts. Intégrité de la sensibilité au contact, à
la piqûre, au chaud et au froid. Asthénie musculo-ner-
veuse, lassitude constante. abattement physique et moral.
Troubles mentaux : le caractère s'est modifié, la malade
est devenue émotive, coléreuse, d'humeur acariâtre,
triste ; dépression mélancolique ; tentative de suicide
à plusieurs reprises. Torpeur de la mémoire, degré
accusé de confusion mentale.

Observation VI

PRISE A L'INSTITUT CLINIQUE ELENA-PAWLOWNA DE PÉTERSBOURG

(MARCOU. — *Archives générales de Médecine*, 1903, tome II).

Il s'agit d'une vieille demoiselle de 68 ans. Père et mère morts à 75 ans. Elle a perdu un frère à six mois; un autre s'est suicidé à 46 ans. Elle dirigea pendant 30 ans un Lycée de jeunes filles. Celibataire, réglée à 13 ans, règles très abondantes et très douloureuses jusqu'à l'âge de 48 ans. Pas de maladie génitale. Coqueluche à 13 ans. A 38 ans, un matin, elle ne peut se lever; paraplégie hystérique avec violentes douleurs lombaires, sans troubles sphinctériens, qui disparaît complètement au bout de 3 mois après quelques bains chauds. A 39 ans, péritonisme, peut-être également hystérique. Déjà, de 25 à 30 ans, violentes céphalalgies ne cédant qu'à la morphine. A deux reprises, la malade fut prise d'ictus, avec chute subite, mais conservation de la connaissance. A 53 ans et les 4 années suivantes, tous les printemps, douleurs précordiales violentes, qualifiées « angine de poitrine ». Les accès cédaient à la morphine. A 57 ans, nouvel ictus; en descendant un escalier, la malade tomba la tête en avant, se blessa au visage, se cassa les dents et resta sans connaissance pendant 40 heures. Quoique n'ayant que de légères contusions, elle ne put se lever qu'au bout de sept semaines. C'est à cette chute qu'elle attribue son état actuel, qui, depuis onze ans, n'a fait qu'augmenter. Il s'agit évidemment d'une hystérique, chez laquelle s'est développée lentement (onze ans), la maladie de DERCUM.

Le début de la maladie coïncide avec la chute. La malade se lève avec difficulté, après les sept semaines passées au lit. Si elle marche, reins douloureux ; au repos, la douleur s'atténue et cesse. Cependant, la malade, qui était très maigre, commence à engraisser. Appétit excellent, sommeil et digestion parfaits. Au bout d'un an, insidieusement, douleurs dans la hanche droite ; la difficulté de marcher s'accroît. « J'avais les jambes nouées ; une sorte de gêne douloureuse m'empêchait de les mouvoir. » Elle marchait appuyée sur une canne ; elle avait perdu la liberté des mouvements. Les douleurs n'existaient qu'autour de la ceinture lombo-pelvienne et dans les cuisses, surtout pendant les mouvements, sans cesser complètement au repos. Jambes enflées dès la troisième année de la maladie, mais l'œdème disparaissait par le repos. A 60 ans, à la suite de bains de mer, le mal diminue, mais rechute immédiate. Jusqu'à 63 ans, les douleurs lombo-sciatiques et la pseudoparésie n'augmentent pas. A ce moment, la malade aurait eu une grippe avec aggravation des douleurs, et leur apparition dans les bras ; elle continue à engraisser et à avoir une bonne nutrition. Progressivement, ses mouvements s'entravent ; elle cesse de marcher dans la rue, peut à peine faire sa toilette, se lever et circuler un peu dans sa chambre. Les douleurs envahissent les épaules et la poitrine, dominant à droite. En décembre 1901, neuvième année de la maladie, elle entre à la clinique Elena-Pawlowna, y reste un mois dans le service des maladies nerveuses de feu le professeur MOTCHOUTOWSKY. On songea à une « myosite atrophique généralisée », traitée par les bains chauds, ce qui, d'après la malade, aggrava son état et augmenta ses douleurs. Les bains froids étaient mieux tolérés. La malade arrive, après dix ans de souffrances ininterrompues, à bouger à peine de son lit, au prix de douleurs atroces.

L'aspect de la malade est typique : la tête et la ceinture claviculaire sont maigres, les seins et le ventre sont énormes. les membres sont caractéristiques. A chaque bras sont suspendus des sacs graisseux finement granuleux. Les avant-bras sont couverts d'une série de petits lipomes. La graisse s'arrête aux poignets. Les mains sont maigres. Les membres inférieurs forment deux colonnes parfaitement cylindriques, où les genoux n'accusent aucun relief. Les pieds sont couverts d'un dôme résistant à la face dorsale. Les organes génitaux externes ont un aspect normal. L'adipose des membres inférieurs est uniforme et ne présente pas la lobulation des membres supérieurs. Les pieds sont envahis par une masse dure et élastique, qui ne cède pas au repos. La position verticale, prolongée, augmente l'enflure, mais le repos horizontal n'arrive jamais à la diminuer au delà d'une certaine limite.

La maladie a commencé par les douleurs, qui, depuis plus de dix ans, n'ont pas cessé; les douleurs sont spontanées et provoquées. Les moindres mouvements sont douloureux, et les grands provoquent des cris déchirants. Les douleurs sont surtout violentes aux hanches et aux épaules. Depuis six mois, des douleurs spontanées sont apparues dans les côtes, à la ceinture thoracique, empêchant le sommeil. Pseudo-arthrites provoquées par la douleur. Une piqûre de 1 centigr. de morphine lui donne plus de 24 heures de répit, pendant lesquelles elle peut faire toutes sortes de mouvements sans douleur.

Tous les modes de sensibilité sont conservés, plutôt même exagérés. Une pression légère sur les jambes ou sur les cuisses est très douloureuse ; sur les côtes, elle provoque des cris déchirants ; le moindre mou.

vement provoque les mêmes cris. Un prurit incessant augmente les souffrances. Est-ce un prurit sénile ou une paresthésie spéciale de la maladie ?

La mobilité est largement entravée par suite des souffrances, mais la malade est très énergique et se lève tous les jours. Chaque mouvement est possible, mais d'une extrême lenteur. Les mouvements des membres abdominaux sont beaucoup plus limités par une véritable atrophie musculaire ; le quadriceps est entièrement fondu ; aussi la malade est incapable de soulever son talon du lit ; absence du réflexe patellaire. Tous les autres réflexes musculaires, sensitifs, oculaire, sont conservés, de même que le jeu des sphincters. Pas de constipation, malgré le repos horizontal prolongé. Le réflexe plantaire vif provoque une douleur terrible à retentissement prolongé.

L'exploration électrique indique une grande atrophie musculaire, mais pas de réaction de dégénérescence. Aux membres supérieurs, contractions faibles ; aux inférieurs, les courants galvaniques ou faradiques forts restent sans réponse motrice, provoquant une douleur violente. L'absence de réaction motrice est peut-être due à une augmentation de la résistance au courant, soit par excès de graisse, soit par une extrême sécheresse de la peau. Pas de réaction de dégénérescence, ce qui indique qu'il ne doit pas y avoir de névrite des troncs nerveux.

Urines normales, cœur scléreux, aorte très athéromateuse, cornée avec gérontoxon sénile, légère opacité cristalline à droite ; pouls à 80° régulier et bien frappé ; pas d'insuffisance cardiaque, rénale ou pulmonaire. La malade mange et digère bien. L'état général se maintient.

L'état psychique est remarquable. La malade est très gaie et pleine d'énergie, travaille à des traductions, lit beaucoup; mémoire parfaite; ne songe nullement au suicide. Pour la première fois, l'hiver dernier, par le prurit elle est arrivée à la masturbation; la sensation nouvelle, étrange et violente, qu'elle éprouva, l étonna beaucoup; elle put dormir toute une nuit d'un sommeil de plomb et sans souffrance. Pendant plusieurs jours, elle revint au même exercice; chaque fois, elle dormait sans douleurs toute la nuit. Le bromure à haute dose diminua cette habitude. Il est curieux de noter ce fait d'onanisme chez une vieille vierge de 68 ans. Cette excitation médullaire aurait-elle un rapport avec le syndrome de DERCUM ? Aucun médicament, sauf la morphine, ne peut calmer la malade ; le bromure agit quelquefois ; l'iodure, supporté assez longtemps, n'a pas d action ; les bains aggravent les douleurs. Je vais essayer l'opothérapie.

Observation VII

ADIPOSE SOUS-CUTANÉE SYMÉTRIQUE & SEGMENTAIRE CHEZ UNE DÉMENTE ALCOOLIQUE & HÉRÉDO-ALCOOLIQUE

G. DENY et LE PLAY. — *Nouvelle iconographie de la Salpêtrière*
septembre-octobre 1903

Elle est entrée à la Salpêtrière au mois de janvier 1889. Elle est âgée actuellement de 64 ans, est dans un état complet de démence et présente en outre une adipose sous-cutanée segmentaire et symétrique des membres et d'une partie du tronc. Elle pèse 85 kg 800, bien que sa taille ne dépasse pas 1 m. 47.

L'adipose est plus accusée aux membres inférieurs qu'aux supérieurs : elle a une tendance à affecter une disposition croisée, car, aux membres inférieurs, c'est le côté droit qui est le plus hypertrophié, tandis qu'aux supérieurs, c'est le bras gauche. L'adipose s'étend à l'abdomen dont la peau retombe comme un épais tablier sur la racine des cuisses, à la région des hanches et aux fesses. Le thorax, les épaules, le cou, la face, pas d'augmentation de volume ; de même les seins dont il faut remarquer le petit développement. La tuméfaction des membres et de la partie inférieure du tronc, est due à l'épaississement de la peau, mais surtout à la prolifération du tissu cellulo-adipeux, qui, au niveau des parties déclives, forme des masses lipomateuses, à contours mal limités. La tuméfaction des membres inférieurs se termine brusquement au-dessus des chevilles par un bourrelet. Les pieds ne sont pas augmentés de volume. Au tronc et aux bras, la tuméfaction n'a pas de limites supérieures bien tranchées ; elle se confond insensiblement avec les parties normale des épaules, du cou, de la face et aussi des mains.

La peau a conservé sa coloration normale, sauf aux membres inférieurs, où quelques varices capillaires donnent par place un aspect violacé. A la face postérieure des cuisses, à l'abdomen, la peau, au lieu d'être tendue, est plissée, flasque, comme rétractée sur les masses lipomateuses sous-jacentes, qui semblent avoir un peu diminué de volume dans ces derniers temps. Partout, la peau fait corps avec le pannicule adipeux. Température de la peau normale, sauf aux membres inférieurs, où elle est légèrement abaissée. La consistance des régions adipeuses est variable ; molle et dépressible à certains endroits, elle est, à d'autres, plus ferme qu'à l'état normal, surtout aux membres inférieurs, où la pression même prolongée du doigt ne détermine aucun godet. Le

volume des muscles est difficile à apprécier, à cause
de la graisse qui les recouvre. On peut les considérer comme normaux, car leur contractilité électrique
et volontaire n'est pas modifiée, et on ne constate
aucun trouble de la motilité. Aucune altération du
squelette. La sensibilité cutanée est un peu émoussée,
les réflexes cutanés sont vifs, les pupillaires normaux,
les tendineux très affaiblis.

Les résultats fournis par l'examen des urines et du
sang, l'absence d'altérations cardio-vasculaires graves,
l'intégrité du système lymphatique, l'absence de lésions
des viscères abdominaux ou de tumeurs pelviennes
ne permettent pas de songer à un œdème de cause
mécanique ou dyscrasique. On doit écarter l'idée d'un
éléphantiasis, du myxœdème (absence de métrorrhagies,
thyroïde normale), du trophœdème de Henry MEIGE
(début tardif de la maladie, qui n'est ni congénitale,
ni familiale). Son évolution, les antécédents de la
malade, l'aspect de celle-ci, tout la rapproche, au contraire, de la maladie de DERCUM : disposition tronçon-
nique de la graisse, sa présence au ventre, aux cuisses, aux bras, respectant les pieds et les mains, les
sensations douloureuses de la malade à la pression ;
enfin l'apparition de la maladie à l'époque de la ménopause et sa cœxistence avec des troubles psychiques,
à la vérité d'origine alcoolique.

De son enfance et de sa jeunesse, on ne sait presque rien ; on ignore quand elle a été réglée, quand
elle a cessé de l'être ; on sait seulement qu'elle n'a
jamais eu ses règles depuis son entrée à la Salpêtrière, qui a eu lieu à 50 ans. N'a jamais fait de
fausses couches, a eu trois enfants encore vivants.
Pas de rhumatisme, aucune maladie infectieuse, pas
de syphilis. Comme antécédents héréditaires, on trouve :
père ivrogne, mort jeune de tuberculose probable ;

mère jouissant d'une bonne santé, a vécu jusqu'en 1892. Un oncle paternel, alcoolique, s'est pendu. Une sœur atteinte d'imbécillité. Aucun membre de la famille n'a présenté d'œdème chronique des membres. Une des filles de la malade est atteinte de varices.

C'est à l'âge de 37 ans, à la suite de son troisième et dernier accouchement, qui fut suivi de douleurs abdominales persistantes, que D..., d'après son mari, commença à contracter des habitudes d'intempérance, mais ce n'est que vers 47 ans que débutèrent les troubles intellectuels caractérisés par des modifications du caractère, de la tristesse, de la négligence apportée aux soins du ménage, par des hallucinations pénibles de la vue, de l'ouïe, des terreurs nocturnes, des idées mélancoliques et des idées de persécution sans systématisation. Sous l'influence de ces idées délirantes, D..., devenue très irritable, se jeta un jour du pont d'Asnières dans la Seine. Plusieurs mois après, son mari, contre lequel elle proférait des menaces de mort, la fit interner. A la Salpêtrière, D... fut, pendant plusieurs années, très excitée, désordonnée dans son langage et dans sa conduite, ne restait jamais en place, exécutant toutes sortes de mouvements automatiques, collectionnant de vieux débris. A cet état d'agitation a succédé un état d'apathie et de torpeur. La physionomie morne et hébétée, affaiblie plus intellectuellement que physiquement, D... reste indifférente à tout, ne connaît aucun des siens, assise sur une chaise à l'écart, ne parlant jamais à personne, n'exécutant spontanément aucun acte, marmottant, quand elle est en colère, quelques paroles inintelligibles, au milieu desquelles on perçoit avec peine quelque idée de persécution et de grandeur.

Observation VIII

Debove. — *Journal de Médecine interne*, 1ᵉʳ février 1904

Femme K...., âgée de 69 ans, fait remonter l'origine de sa maladie à une dizaine d'années, mais elle ne peut préciser, étant atteinte d'un certain degré de débilité mentale et d'amnésie. La maladie est caractérisée par des tumeurs liposiques, des douleurs, de l'asthénie et des troubles mentaux, symptômes cardinaux de l'adipose douloureuse.

Les tumeurs lipomateuses forment des saillies surtout visibles à l'avant-bras ; à leur niveau, la peau ne présente aucune altération ; leur volume est variable, leur consistance mollasse. Elles sont en grand nombre dans les deux tiers supérieurs de l'avant-bras, absentes au tiers inférieur, aux mains et aux pieds ; les extrémités sont respectées, signe caractéristique de l'adipose. Aux bras, une masse au niveau du triceps. Elles sont symétriques, nouveau caractère. Aux doigts, nodosités, mais ces dernières sont d'origine rhumatismale, nodosités d'Heberden. Sur le thorax, nodosités au niveau des insertions inférieures des grands pectoraux ; de chaque côté, sur la partie latérale gauche de la colonne vertébrale, un nodule à l'abdomen ; de chaque côté de la ligne médiane et sur les parties latérales, nodules. Pas de douleurs spontanées ; la douleur provoquée par la pression existe seule, mais pas la même sur tous les points. Asthénie : tout mouvement paraît odieux à K... Le séjour au lit est habituel. Troubles psychiques, troubles de la mémoire, crises de larmes.

Observation IX

Debove. — Clinique faite en 1905 à l'hôpital Beaujon, salle
Béhier. — Lit n° 8 (Résumé)

Il s'agit d'une modiste âgée de 52 ans. Rien parmi
les antécédents héréditaires, sauf une tante qui aurait
eu des crises de nerfs. Les antécédents personnels
sont très difficiles à établir, car la malade, atteinte
d'amnésie se contredit souvent, moins dans la des-
cription de ses accidents que sur l'époque à laquelle
ils seraient survenus. A eu seulement la rougeole à
l'âge de 3 ans, mais elle a souffert d'accidents nerveux graves, qui la classent parmi les grandes hystériques, quoique, à l'heure actuelle, on ne relève aucun
stigmate de névrose. Enfin, elle aurait eu une cécité
complète durant 3 ans, disparaissant totalement, sans lais-
ser de trace, vers l'âge de 10 ans. Seule, l'amaurose
hystérique évolue dans ces conditions. La malade a eu
de nombreuses crises d'hystérie, quelques-unes assez
graves, pour faire croire à sa mort prochaine. Aurait eu
également un ictère d'origine émotive. Réglée à 10 ans
et demi ; a 43, hémorragies utérines ; ménopause à
45 ans. Eut trois enfants : une fille, morte en bas-
âge, et deux fillettes, âgées de 34 et 29 ans, en bonne
santé. La maladie actuelle semble avoir débuté, il y
a quinze ans, vers l'âge de 38 ans. Il survint un
embonpoint, qui augmenta progressivement jusqu'à
il y a deux ans et qui débuta par les membres inférieurs.
Cette obésité ne s'accompagnait pas de douleurs
spontanées. Dans ce cas, le premier signe du mal a
été l'adipose et a débuté longtemps avant la ménopause.

Les membres inférieurs sont très volumineux : leur
aspect est d'autant plus saisissant que le pied est
resté normal, relativement maigre, et sort du bour

relet adipeux qui termine la jambe. Celle-ci et la cuisse se continuent sans démarcation ; l'articulation du genou et surtout le creux poplité disparaissent. Vers le tiers inférieur de la face antéro-externe de la cuisse, on distingue une masse d'un volume supérieur à celui du poing, légèrement saillante, aux limites mal déterminées. Les membres supérieurs ont même aspect que les inférieurs, mais moins marqué ; avant-bras très augmenté de volume, déterminé à la partie inférieure par un léger bourrelet, d'où émerge la main, petite, bien conservée. Bras très augmenté de volume. Au tronc, la ceinture scapulaire, la région du dos et surtout la paroi abdominale sont très infiltrées de graisse. La face et le cou ne sont pas envahis par l'adipose. Notre malade appartient à la forme adipeuse localisée avec lipomes volumineux aux cuisses.

Chez cette malade, il n'y a jamais eu de douleurs spontanées, mais on provoque des douleurs intenses qui lui arrachent des cris si l'on veut palper profondément les masses adipeuses aux membres inférieurs, surtout dans les régions voisines des genoux. Membres supérieurs moins douloureux, mais au tronc, au niveau des fausses côtes des flancs, on réveille les mêmes douleurs qu'aux membres inférieurs.

Asthénie. — La malade est habituellement couchée, se plaint d'une grande faiblesse, et il faut insister pour qu'elle se lève et fasse quelques pas. Il n'y a cependant aucune paralysie ; la force musculaire est conservée, mais il y a une profonde répugnance à faire le moindre effort.

Troubles psychiques. — La malade cause énormément ; impossible de la faire taire, et surtout d'obtenir des réponses précises et identiques. Elle a un léger degré de confusion mentale.

En dehors de ces phénomènes, le seul symptôme

intéressant, c'est l'existence d'hémorragies. A 43 ans,
la malade eut des hémorragies utérines très abondantes, durant huit jours, mettant son existence en
danger. Il y a deux ans, elle aurait eu une large
ecchymose à la partie interne du genou droit. A son
entrée dans le service, elle avait une ecchymose de
la partie antérieure de la jambe, et elle affirme que
le moindre coup provoque chez elle de vastes ecchymoses.

Observation X

BONDET, Hôtel-Dieu de Lyon. *Bulletin Médical* 1904. n° 74. p. 817.

Femme de 50 ans, habitant Lyon, pas d'antécédents héréditaires. Réglée à 17 ans ; mariée à 33.
Pas de grossesse. Quelques mois après son mariage,
elle fait une chute sur le dos et la tête, en glissant
sur le verglas. Elle garde le lit pendant 3 mois, et
porte pendant plusieurs années, une ceinture hypo-
gastrique. A 38 ans, elle a une lésion annexielle, qui
est traitée chirurgicalement. Cinq ou six mois après,
elle éprouve des douleurs à la face interne de la
cuisse gauche au-dessus du genou. Quelques mois
après, tuméfaction à cet endroit. Puis mêmes phénomènes dans le membre inférieur du côté opposé, et
symétriquement dans d'autres points du corps : tronc,
membres supérieurs, et même face. Les menstruations, irrégulières depuis l'intervention péri-utérine,
s'arrêtent à l'âge de 44 ans.

Les douleurs ont été le premier trouble, spontanées, comparées à des fourmillements et à des élancements, tantôt localisées, tantôt irradiées le long du
trajet d'un nerf, avec allure paroxystique. Sensation

d'arrachement, de décollement de la peau. Leur intensité diminuait à mesure qu'apparaissaient et grossissaient les tuméfactions ; douleurs provoquées par la pression, siégeant au niveau des tumeurs.

Ce sont des masses symétriques, à limites indécises, assez volumineuses, sensiblement égales dans les deux moitiés du corps, de consistance pâteuse. Pincement douloureux, provoquant la formation de petites ecchymoses sous-cutanées. La malade accuse des épistaxis ; la tendance hémorragique est fréquente dans cette maladie. Le système veineux superficiel forme un réseau très développé et apparent, rougeur diffuse aux extrémités des membres, accusant un trouble de l'innervation vaso-motrice. Les masses adipeuses sont localisées, symétriquement au dessus du genou, à la face interne des cuisses, aux plis inguinaux, aux fesses, au dessus de l'épitrochlée, à la face interne des bras au tiers supérieur, à la région deltoïdienne. Sur le tronc, masse au dessus de chaque omoplate, dans les creux sus-claviculaires. A la face, dans les régions pré-auriculaires et sous-maxillaires, petites tumeurs bien limitées et hypertrophie de la pointe du nez, qui paraît être de même nature. Cette localisation à la face est un trait très intéressant qui n'avait pas encore été signalé.

Asthénie neuro-musculaire et troubles psychiques. — La malade a constamment envie de dormir ; elle reste au lit le matin jusqu'à onze heures. Elle est devenue bizarre, irritable, emportée, acariâtre ; crises de larmes à la moindre contrariété, idées tristes, elle a songé au suicide (absorption de teinture d'iode). système nerveux : symptômes très légers. La force musculaire est conservée au dynamomètre, une légère diminution de la sensibilité au tact, au niveau des tumeurs. Réflexe cornéen diminué, réflexe pharyngien

conservé, réflexe rotulien légèrement exagéré. Appareil digestif : quelques troubles· dyspeptiques légers,
pesanteur après le repas, un peu de gastralgie. L'auscultation des poumons est négative ; l'examen du cœur
ne donne aucun résultat ; le malade accuse de temps
en temps des palpitations ; pas d'albumine dans les
urines (1).

Observation XI (Résumée)

J. Ghelfi. *Bolletino delle cliniche.* Septembre 1904

Femme de 54 ans, adipose généralisée avec nodules lipomateux à peu près symétriques aux avant-bras
et aux fesses. Peau hyperesthésique, mais pression sur
masses adipeuses pas très douloureuse. Goître, tachy-
chardie, tremblement, et peut-être légère exophtalmie
de l'œil gauche. Il existe à la fois syndrome de Basedow
et syndrome de Dercum.

Observation XII

Sabrazès, Fressineau — Bordeaux, Juillet 1985.

Madame G..., 46 ans. Angoulême. Depuis six ou
sept ans, éprouve des douleurs dans le tiers moyen
de la jambe gauche, instabilité sur les jambes, douleurs
généralisées, jamais de douleurs lancinantes, les jambes
n'ont pas maigri, les douleurs qu'elle ressent de
temps en temps ne siègent pas dans les articulations.

(1) C'est sur cette malade que M. Bondet expérimenta le traitement iodé à l'intérieur, hyodriodaté *loco-dolenti* en 1903, puis en
mars 1904 le traitement par les *Rayons X* qui parut donner quelques résultats *(voir chapitre* : Traitement).

Au mois de juillet 1903, a eu des sortes de douleurs subites, produisant l'adduction du bras et la flexion de l'avant-bras, tantôt à droite, tantôt à gauche. Elle éprouve une sensation d'enflure des mains et des pieds, une sensation de constriction et d'impulsion de la tête en avant, des douleurs dans les parties grasses du corps, la sensation d'être écorchée vive (expression de la malade), une sensation de lourdeur ; a engraissé, « s'est rembourrée », dit-elle : adipose douloureuse.

Il y a vingt-deux à vingt-trois ans, amaurose passagère, guérie en peu de temps. Au bout de huit jours, la malade a reconnu le noir et le blanc de la pendule. On lui a fait prendre de l'iodure, et on lui a ordonné des frictions sur les articulations ; très nerveuse ; ni sucre, ni albumine dans les urines.

Très fatiguée ; lourdeur de la tête et des jambes qu'elle ne peut lever.

N'a jamais eu de maladie ; pas d'enfant, pas de fausse couche. Maladie de vessie, il y a 3 ou 4 ans (mais urines claires, urinait souvent, obligée d'uriner toutes les minutes : polakiurie).

Toujours constipée ; n'a jamais uriné de sang, urines très normales. Règles régulières, en septembre retard. Pèse 190 livres (taille moyenne), a pesé 160 autrefois. Tendance à grossir depuis que ces troubles se développent. A la même coloration des joues qu'autrefois ; n'a jamais eu de crises de nerfs, mais elle est plus nerveuse qu'elle était.

Souffre de partout, fatigue générale, graisse douloureuse. Parfois les douleurs sont telles que la malade ne peut rien supporter sur sa peau ; elle ne peut garder les mains fermées, elle est obligée de les étendre. Elle est frileuse ; la nuit elle éprouve une sensation de face et de front glacés, puis une sensation de bouffée de chaleur dans les membres. Mange

bien, mais est toujours constipée (une cuillère à café
d'huile de ricin presque tous les matins), pas d'essouf-
flement, pas de tremblement.

Mère, faiblesse générale, morte après 18 mois de
maladie ; bronchite, maladie de cœur, foie débordant.
Père, fort nerveux, était obligé de crier pour se
calmer ; ni frère, ni sœur.

Actuellement, femme grosse à la démarche incoor-
donnée, mais se tient debout sans chanceler, les yeux
fermés. On constate une surcharge de graisse douloureuse au cou, à la nuque, aux seins, aux bras, aux
paumes des mains. Difficulté pour monter au lit seule,
lourde ; ne peut pas toucher sa peau, la nuit pour
dormir, endolorie ; a eu au début des fourmillements
au-dessous du genou gauche. Peau abdominale, rembourrée de graisse, plus de 10 ‰ au moins d'épaisseur,
douloureuse au toucher. Pas de varices ; s'ennuie, ne
marche pas, jambes, cuisses rembourrées de graisse ;
léger œdème aux malléoles ; chatouillement plantaire,
faiblement perçu : mais pas de réaction. A des douleurs
violentes à la face externe de la cuisse gauche.

Accumulation de scybales ; puis la malade a eu à
la suite une incontinence subite des matières, n'a pu
se retenir trois ou quatre fois.

Pas d'hyperesthésie électrique. Nerfs cubitaux peu
sensibles au coude ; réflexes rotuliens plutôt vifs.
Abdominaux nuls, plantaires nuls, iriens normaux,
lumineux particulièrement ; champ visuel un peu rétréci
à gauche. Pas de trouble de la sensibilité ; pas de
tournement de tête ; mais la malade a besoin pour
marcher, d'avoir un enfant, de tenir un bâton pour
lui donner de l'assurance. Astasie, abasie très nette.
Pas de signe de ROMBERG, pas d'insensibilité osseuse.
La malade avait perdu le sommeil après la mort de
sa mère ; ni sucre, ni albumine dans les urines.

A toujous été un peu grasse, mais jamais malade, se sent gênée.

Pas de lésion apparente du corps thyroïde.

N'aime pas le vin.

La malade reste sédentaire actuellement, car elle a de la difficulté à se remuer. Elle n'éprouve pas le besoin, quand elle souffre, de remuer les membres, et les changer de position. Raideur ; ne peut rien faire ; se fatigue pour attacher ses souliers, pour lever la jambe. Par moments, il lui est impossible de remuer dans son lit ; ne peut pas marcher, pas de contracture des jambes. Ne mange pas énormément.

Des vésicatoires appliqués sur les cuisses l'ont soulagée.

Observation XIII

Drlucq et Alause. — *Presse Médicale*, 17 sept. 1904, n° 75, p. 594.

M. M..., 62 ans ; mère morte à 74 ans de pneumonie, aurait eu des crises d'asthme, a eu 8 enfants à terme, 2 fausses couches. Père mort à 63 ans d'une bronchite probablement bacillaire, alcoolique (eau-de-vie, absinthe). Grand-mère morte à un âge avancé, alcoolique aussi ; frère mort à 8 ans de méningite ; un autre à 23 ans de syphilis contractée au régiment ; un 3e à 52 ans de pneumonie (?).

La malade est la troisième de la famille. Venue à terme ; à 10 ans rougeole. Dans le courant de l'année, la malade en se balançant sur une chaise glisse, et tombe à la renverse. C'est de cette époque que la malade fait débuter ses accidents. L'acuité visuelle s'affaiblit ; l'œil gauche devient volumineux et semble sortir de l'orbite (1). A 20 ans, l'amaurose est complète. En même temps, autre phénomène : à 14 ans la malade cesse de se moucher, et la partie supérieure gauche de la racine du nez s'élargit et devient de plus en plus proéminente. Branche montante du maxillaire supérieur, unguis et os propre du nez, du côté gauche, font saillie comme propulsés par une tumeur. Violents maux de tête ; derrière l'œil gauche comme de forts coups de marteau. Œil droit atteint aussi d'exorbitisme, mais à un degré moindre. A 25 ans, douleurs s'apaisent et disparaissent. Mais épistaxis abondantes pendant 15 jours. Vers 30 ans, adipose apparaît au niveau de la jambe droite, douleurs lancinantes à cet endroit ; au dessus de l'articulation du cou de pied : tuméfaction. Même phénomène à la jambe gauche ; douleurs spontanées ; mais tuméfaction moindre. Puis cou envahi par masses adipeuses, qui, aujourd'hui, encadrent la face d'un énorme collier adipeux. Bras envahis en dernier lieu. Règles à 16 ans, ménopause à 48. Règles régulières, mais peu abondantes. Célibataire, jamais de grossesse.

Pas de tumeur adipeuse à la face ; cou énorme, adipose très manifeste. Dans les fosses sus-claviculaires, surtout à gauche, masses adipeuses, qui, à droite, sont recouvertes de peau saine, non adhérente, à gauche abcédée, plaie ulcéreuse laissant sourdre un pus sanieux, peu odorant. Corps thyroïde pas perceptible ; seins flasques, aplatis, sans dépôt de graisse. Abdomen déformé par énorme éventration produite à 25 ans.

C'est au niveau des membres inférieurs que

____

(1) Si, en déprimant la paupière supérieure, on essaye d'enfoncer le doigt dans la cavité orbitaire, on a la sensation d'un corps dur, osseux, légèrement bosselé, qui semble remplir l'orbite. Pupilles ne réagissant pas.

l'adipose prédomine ; à la partie interne de la cuisse gauche, énorme bourrelet graisseux, délimité inférieurement par une dépression très nette. Fesses tombantes, volumineuses, cachant le pli fessier. Au genou, adipose moins abondante, on voit les dépressions articulaires. Aux jambes la distribution de la graisse est aussi symétrique ; jambe gauche cylindrique formant un volumineux boudin. Dépression symétrique des deux côtés au niveau de l'articulation du cou de pied. Mais à droite, autre dépression au tiers inférieur de la jambe, faisant tour complet du membre. Pieds infiltrés mais jurent par leur petitesse. Aux jambes, peau lisse, tendue, pseudo-adénomateuse ; orifice des follicules pileux agrandis, aspect d'une peau d'orange.

Aux membres supérieurs, c'est aux bras que la graisse abonde. La malade soulevant son bras, il pend à la partie supérieure une masse graisseuse occupant toute sa hauteur, molle et mobile, mais plus volumineuse à droite. Au niveau du coude, la circonférence est à droite de 37 cm., à gauche de 32 cm. Avant-bras et mains respectés. Pas de modification de la peau.

Par intervalles irréguliers, la malade souffre. Douleurs lancinantes dans les membres infiltrés. Parfois au niveau de la région douloureuse les téguments rougissent, puis la douleur diminue, et la peau reprend son aspect habituel. Depuis plusieurs années ces crises s'espacent, et semblent avoir diminué d'acuité. Dans l'intervalle des crises, ces masses graisseuses sont indolores. A la palpation, même profonde, pas de sensation douloureuse, même la sensibilité à la douleur paraît diminuée au niveau des masses adipeuses. Réflexe cornéen aboli, pharyngien conservé. Pas de zones hystérogènes.

Depuis 10 ans, la malade se plaint de faiblesse au moindre effort. Cette asthénie semble progresser, Sens musculaire normal. Réflexes rotuliens, achilléens et plantaires abolis.

Pas de tremblement. Au point du vue mental aucun trouble. La malade jouit de la plénitude de ses facultés. Caractère enjoué, pas d'amnésie ; sommeil calme, pas de cauchemar.

———

Observation XIV

UN CAS DE MALADIE DE DERCUM

Présentation de la malade par A. Le Play,
Société de Neurologie, 7 décembre 1905.

La malade C..., blanchisseuse, âgée de 54 ans, entre dans le service de M. le professeur Dieulafoy à l'Hôtel Dieu (salle Sainte-Jeanne, lit n° 16) le 13 novembre 1905, parce qu'elle a les jambes enflées.

L'histoire des accidents qui déterminent cette femme à entrer à l'hôpital semble remonter à 7 ans. Jusqu'à cette époque, elle travaillait sans difficulté et jouissait d'une bonne santé ; à ce moment apparaît la méno-pause : la malade éprouve des maux de tête fréquents, des crampes, des vertiges, de la cryesthésie. En janvier 1898 elle entre à Saint-Louis, où on lui fait un curetage de l'utérus pour des hémorrhagies abon-dantes et douloureuses. Peu après cette intervention la malade ressent des douleurs vives, continuelles, mobiles, surtout aux membres ; puis deux mois après l'enflure fit son apparition. Elle débuta par les mains, et atteignit peu à peu les bras et le visage ; elle disparut au bout de quelques semaines presque complètement, mais le gonflement, pendant ce temps se portait aux membres inférieurs débutant par les chevilles, et gagnant peu à peu les jambes et les cuisses, qui étaient le siège de douleurs intenses.

En 1904, elle se fait soigner à la Salpêtrière sans profit aucun ; la peau de ses jambes céda en plusieurs points, laissant transsuder un peu de sérosité roussâtre. La malade entre alors à la Charité dans le service du Docteur ROGER, où elle resta de mars à mai 1905. Sortie, elle essaya de reprendre son métier de blanchisseuse, qu'elle dut abandonner à cause de ses douleurs et de son impotence. Voyant son état s'aggraver, le malade entre à l'Hôtel-Dieu, le 13 novembre 1905, dans le service du Professeur DIEULAFOY.

Les membres inférieurs sont surtout le siège d'un œdème marqué, insignifiant à la face dorsale du pied, formant un bourrelet au niveau du cou de pied, la jambe se continue sans transition avec le genou dont les saillies et les méplats ont disparu. Les cuisses sont augmentées de volume, mais moins que les jambes. Les membres inférieurs ont, dans leur ensemble, un aspect cylindrique.

La palpation, et la pression digitale surtout, nous montrent que nous n'avons pas affaire à un œdème mou ; vers le tiers moyen de la jambe on sent des masses nodulaires lipomateuses. Cette exploration des membres inférieurs ne peut être faite sans provoquer de très vives douleurs, symptôme capital chez notre malade. Cette adipose est beaucoup plus accusée aux membres inférieurs qu'aux supérieurs, dont les segments sont un peu épaissis et qui présentent un léger bourrelet au niveau du poignet.

Ces troubles trophiques s'étendent à l'abdomen. Au contraire, le thorax, les épaules, le cou et la face ne sont le siège d'aucune augmentation de volume.

Dans tous les points œdématiés la peau fait corps avec le pannicule adipeux.

La conformation en apparence normale de la glande thyroïde, l'examen des troubles trophiques, l'état général, les phénomènes douloureux ne permettant pas d'attribuer les symptômes observés à une insuffisance thyroïdienne, à une sorte de myxœdème fruste (HER-LOGHE) qui aurait respecté la face et les extrémités. Enfin le développement lentement progressif, l'absence de stigmates suffisent à éliminer l'hystérie.

« Nous ne trouvons dans le cas présent, aucune cause d'infection ou d'intoxication capable d'expliquer la pathogénie de cette dystrophie conjonctive acquise. Jusqu'à quel point pouvons-nous la rattacher à une influence ovarienne? On peut en effet rapprocher ces troubles trophiques débutant au moment de la ménopause, des observations de SICART et ROUSSY. où des troubles analogues survinrent consécutivement à une ovariotomie. »

M. Gilbert BALLET. — « Les troubles psychiques sont assurément fréquents dans la maladie de DERCUM, mais je ne crois pas qu'ils fassent nécessairement partie du tableau clinique de cette affection. »

M. Henry MEIGE. — « En faveur de la maladie de DERCUM plaide surtout la morphologie du visage, des mains et des pieds. Mains et pieds ont conservé chez cette malade un volume normal et contraste par leur aspect fluet, avec le développement excessif des autres segments des membres. »

M. H. LAMY. — « La maladie de DERCUM, à ce degré, est certainement une affection très rare, mais ce qui est très banal, c'est l'existence de douleurs et d'hyperesthésie au niveau des régions adipeuses chez les femmes obèses, arthritiques, parvenues à l'âge de la ménopause. Ce caractère est souvent très prononcé au niveau des pseudo-lipômes sus-claviculaires. On peut se demander, dans les cas de ce genre, s'il ne sagit pas de formes atténuées du même état pathologique. »

———

Observation XV

ADIPOSE DOULOUREUSE OU MALADIE DE DERCUM CHEZ UNE TUBERCULEUSE

Presentation de la malade par M. E. DE MASSARY, *Bulletin de la Société Médicale des Hôpitaux de Paris*, 27 juin 1907.

« Le syndrome clinique caractérisé par une lipomatose accompagnée de douleurs et quelquefois de troubles psychiques, paraît désormais avoir sa place en nosographie. Seule la pathogénie de ce syndrome présente encore de nombreuses incertitudes. Une pathogénie unique ne peut d'ailleurs être invoquée dans l'état actuel de nos connaissances. Le cas très complexe que venons d'observer dans notre service en est la preuve.

Voici l'observation de cette malade recueillie par M. MÉTIVET, externe du service (Résumée).

Femme de 45 ans, entre à l'hôpital de la Charité salle Cruveilhier, n° 20, le 30 mai 1907.

Les renseignements fournis par la malade sur sa famille sont peu nets : Père mort à 72 ans, probablement d'apoplexie, était éthylique. Sa mère, vivante, est nerveuse et rhumatisante.

Elle a eu 5 frères et 2 sœurs. Deux frères sont morts en bas âge d'affections de nature inconnue. Un frère mort de méningite tuberculeuse. Deux frères et deux sœurs vivent, bien portants. Cependant le plus jeune, qui a trente ans, présente des douleurs et de l'obésité ; la malade pense qu'il sera atteint de la même affection qu'elle.

Elle donne des renseignements vagues sur ses antécédents personnels. Jeune, a eu une fluxion de poitrine ; plus tard elle eut de nombreux abcès qui n'ont laissé aucune trace. Jusqu'à son mariage elle eut des attaques de nerfs avec perte de connaissance, morsures de la langue, émission d'urines.

Se marie à 17 ans, sur les conseils de son médecin. Règles normales. Disparition des attaques de nerfs. Elle eut 4 enfants : un est mort à 22 mois d'accident, une fille morte récemment à 23 ans de méningite tuberculeuse. A 20 ans sont apparues les douleurs, avec des paroxysmes pendant plusieurs jours, suivis d'accalmie. Elles ont débuté par le bras droit, puis ont gagné le tronc, le membre inférieur droit en même temps qu'une arthrite du genou droit guérie assez vite. Puis elles ont gagné l'autre côté du corps.

On ne peut savoir s'il faut rattacher les phénomènes douloureux actuels aux douleurs qui ont débuté à l'âge de 20 ans.

La malade rattache le début des troubles actuels à un voyage fait en Russie il y a 4 ans.

Des douleurs dans les membres, de l'œdème malléolaire, auquel fit bientôt suite de l'adiposité, apparurent, s'accentuant peu à peu.

Elle entra à la Charité dans le service du docteur ROGER, où elle fut soignée pour maladie de DERCUM par la poudre de corps thyroïde, mais sans résultat satisfaisant.

Elle quitte l'hôpital, et reste chez elle, son état paraissant stationnaire.

Dans la nuit du 29 au 30 mai elle ressentit des douleurs violentes et débutant brusquement dans la jambe gauche, qui la décident à entrer à l'hôpital.

La crise douloureuse est calmée.

L'examen de la maladie montre une adipose généralisée avec bourrelets annulaires au niveau des malléoles ; disparition de la face interne du tibia ; masses fessières développées.

Néanmoins les seins sont pendants et peu développés.

Toute cette nappe graisseuse est douloureuse. Douleurs sourdes, continues, accrues par la pression. Parfois surviennent des crises plus aiguës qui disparaissent au bout de quelque temps.

Asthénie très marquée. Néanmoins la malade se lève et marche. Mais ces mouvements la fatiguent, elle n'est bien que couchée.

Troubles psychiques peu marqués. Légère tristesse.

Signes accessoires : Règles abondantes. Hémorragies.

Arthrite sèche avec craquements (épaule droite et genoux).

Urines normales. Cœur normal, pression artérielle : 24. Poumons : Dans la fosse sus-épineuse droite : résistance au doigt percuté ; respiration rude ; expiration prolongée ; retentissement de la toux.

Poids de la malade : 100 kilogs.

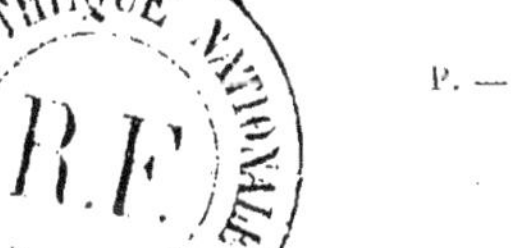

Le 3 juin on prescrit 15 gouttes de teinture d'iode.

L'auscultation du poumon faisant craindre la tuberculose, on décide d'injecter de la tuberculine ; on injecte le 12 juin à 10 heures du soir, à la face externe de la cuisse droite 2/10 de milligramme de tuberculine (Institut Pasteur).

Cette inoculation a déterminé une triple réaction générale, locale au point d'inoculation et au niveau du foyer pulmonaire.

« Le diagnostic de maladie de DERCUM ne nous paraît guère contestable.... Le cas est classique....

Si les symptômes n'offrent aucune particularité, il n'en est pas de même de la pathogénie que nous pouvons invoquer.

Dans la pathogénie de la maladie de DERCUM tout peut être discuté... S'il paraît démontré que l'adipose n'est qu'un trouble trophique dû à une polynévrite des filets nerveux sous-cutanés, il reste à rechercher la cause de cette polynévrite. Il est probable, sinon certain, que cette cause réside en une intoxication.

Dercum avait admis qu'il s'agissait d'un empoisonnement d'origine thyroïdienne... Faut-il incriminer le fonctionnement défectueux d'une glande à sécrétion interne ?. On peut dire que toutes les glandes à sécrétion interne ont été incriminées : ovaires, testicules, etc. Chez notre malade nous avons donc recherché si quelque syndrome pouvait nous déceler une insuffisance d'une des glandes vasculaires. Notre recherche fut vaine.

Il faut ajouter que le traitement thyroïdien parfaitement administré pendant trois mois n'a produit aucun résultat.

Nous avons pratiqué l'épreuve classique de la tuberculine. Une triple réaction en fut le résultat Ceci prouve manifestement que notre malade. atteinte d'adipose douloureuse est une tuberculeuse.

Faut-il voir dans cette tuberculose presque latente du sommet d'un poumon, la cause de cette polynévrite dont l'adipose douloureuse n'est que l'aboutissant? Peut-être. Il est à remarquer que les douleurs éprouvées par la malade sont comparables à celles dont se plaignent maints tuber-culeux. Pourquoi ces tuberculeux, dont les polyné-vrites sont certaines, ne font-ils pas d'adipose? Cette question qui doit rester sans réponse prouve simplement que le problème est complexe, et que si la tuberculose peut être la cause de la polynévrite créant l'adipose, le déterminisme exact de ce trouble trophique n'est pas déterminé.

Notre cas d'adipose douloureuse chez une tuberculeuse avec intégrité apparente des glandes vasculaires sanguines, permet simplement de se demander, si dans certaines circonstances, mais non dans toutes, la tuberculose ne crée pas cette intoxication, non encore déterminée, qui serait la cause première de la polynévrite des petits rameaux dont l'adipose douloureuse est le résultat.

On sait déjà que la tuberculose peut être facteur d'obésité (Léon BERNARD).

Dans un autre ordre d'idées, MM. Poncet et Leriche ont pensé que certains lipomes pouvaient être d'origine tuberculeuse.

Le traitement de M. Bondet qui a donné des résultats remarquables, va être tenté.

Observation XVI

Léon Bernard. — *Bulletin de la Société médicale des hôpitaux de Paris*, 4 juillet 1907.

Mme P., 66 ans, entre le 9 avril 1907 à l'hôpital de la Pitié, dans le service du Dr Thiroloix, que nous avons l'honneur de remplacer.

Cette femme présente une adiposité excessive et se plaint de violentes douleurs dans le ventre et les membres, qui empêchent la marche, et entravent son existence.

A l'examen, on note que le développement considérable de la graisse sous-cutanée atteint d'une manière diffuse les divers segments du corps : la poitrine, l'abdomen, le dos, les régions fessières, les bras et les membres inférieurs sont très volumineux ; seuls la face et les extrémités sont respectées.

En plus de cette lipomatose diffuse, on voit en certaines régions, une surabondance encore plus grande du tissu adipeux, déjà appréciable à l'inspection, plus marquée à la palpation. Ces masses lipomateuses bien que plus marquées à droite, s'étendent symétriquement à la face interne des genoux, à la face postérieure des bras, à la face dorsale des avant-bras ; les limites avec le tissu graisseux environnant sont indécises ;

mais la graisse s'arrête brusquement au cou-de-pied et au poignet.

La pression manuelle dans la longueur des membres ou sur les téguments du tronc est douloureuse, arrachant des cris à la malade ; ces douleurs sont marquées surtout au niveau des masses lipomateuses ; le côté droit paraît également plus douloureux que le côté gauche.

Il n'existe ni anesthésie, ni retard de la sensibilité.

La pression un peu forte de la peau détermine la production d'ecchymoses, phénomène déjà connu de la malade ; mais il n'est jamais survenu d'hémorrhagies.

La malade a toujours présenté des manifestations névropathiques ; dans le jeune âge, était sujette aux crises de larmes ; a eu souvent la sensation de boule remontant dans le cou, des bouffées de chaleur ; elle a même subi des attaques convulsives sans perte de connaissance ; actuellement aucun stigmate hystérique ; mais cette femme est agitée, dort mal, est en proie à une véritable dépression mélancolique, en même temps qu'elle accuse une grande lassitude physique.

L'examen de la poitrine dénote un certain degré d'emphysème avec bronchite chronique, sans foyer localisé ; il y a une expectoration minime, sans caractères particuliers.

Le cœur paraît normal ; la tension artérielle au sphygmomètre de Potain est de vingt-deux.

A l'entrée de la malade il existait un peu d'albuminurie et d'œdème malléolaire ; phénomènes qui ont rapidement disparu.

La malade donne peu de renseignements sur ses antécédents familiaux ; sa grand-mère a été paralysée ; sa mère également ; elle eut cinq sœurs, dont l'une serait morte à sept ans, de paralysie. Le père est mort à soixante-dix ans d'apoplexie cérébrale.

Elle même fut atteinte, à vingt ans, d'une affection

qualifiée « chlorose ». Elle perdait ses forces, tout en prenant un grand embonpoint qui ne l'a jamais abandonnée. Elle travaillait alors dans une brasserie à Lyon, et elle s'est livrée à des excès alcooliques ; à 27 ans elle eut un ictère catarrhal.

Vers l'âge de 3o ans, elle a eu une bronchite avec hémoptysies ; depuis ce moment elle a toussé tous les hivers. Mais elle n'a cessé d'engraisser, si bien qu'il y a 6 ou 7 ans, elle pesait 100 kilogrammes. Elle ne sait pas la date d'apparition des masses lipomateuses. Quant aux douleurs elles remontent à une vingtaine d'années ; d'abord vagues, elles deviennent de moins en moins tolérables, et elles gênent tout à fait la marche depuis 5 ans. C'est depuis ce moment que son état l'a réduite à l'inactivité par impotence douloureuse où nous la voyons aujourd'hui.

Ajoutons que la malade a eu un enfant mort d'une affection du cœur, et qu'elle a subi la ménopause à 42 ans.

« Voici donc une malade pour laquelle le diagnostic de syndrome de DERCUM s'impose. Quand à l'existence antérieure de tuberculose chez cette femme, elle ne nous paraît pas davantage contestable...... si actuellement nous ne constatons aucun signe évident de tuberculose, est-ce une raison pour contester la valeur de ces renseignements, et pour nier qu'à un moment la malade ait été aux prises avec le bacille de KOCH ?

Or c'est précisément à partir de ce moment que se sont développés les troubles qui l'ont menée à l'état actuel ; c'est de ce jour que date l'engraissement progressif, qui a pris dans ces dernières années le masque du syndrome de DERCUM. Nous connaissons bien actuellement les obésités d'origine tuberculeuse. CARNOT les a rangées parmi les obésités infectieuses qu'il a pu reproduire expérimentalement...

L'étiologie du syndrome de DERCUM est encore aussi fruste que la pathogénie en paraît obscure...

Quelque soit le mécanisme emprunté par la maladie causale, il semble bien que la tuberculose doive être rangée, au nom de la clinique, parmi celles qui peuvent provoquer la maladie de DERCUM, et que l'adipose douloureuse vienne encore s'ajouter à la liste, déjà longue, des formes larvées de la tuberculose mise en lumière par le professeur LANDOUZY. »

Observation XVII (Inédite)

Prise dans le service de M. le Professeur COMBEMALE,
à l'hôpital de la Charité de Lille.

M... Emma, 55 ans, ménagère, entre à l'hôpital de la Charité, le 2 mars 1906, pour des douleurs dans les bras et dans les jambes. Elle est placée salle Ste-Clotilde, lit nº 22.

Son père est encore vivant, bien portant. Sa mère est morte d'infection puerpuérale. Elle n'a eu aucune maladie de l'enfance. On ne relève pas de traces de syphilis. — Pas d'alcoolisme. — La malade est une *minus habens*, il est très difficile d'obtenir des renseignements. Elle a une fille, bien portante. Elle a déjà eu trois attaques de ce qu'elle appelle « du rhumatisme. »

État actuel. — La malade présente les mêmes symptômes que lors de ses séjours antérieurs à l'hôpital. — C'est une femme énorme, au ventre tombant, dont la paroi extrêmement remplie de graisse tombe et s'étale comme un tablier. Elle a les membres supérieurs, comme les membres inférieurs, envahis par l'adipose. Ses bras, ses cuisses et ses jambes donnent l'impression de gros boudins, tant ils sont informes ; les genoux ne sont plus apparents, la cuisse et la jambe ne faisant qu'un cylindre. Les deux côtés sont également pris.

Elle souffre continuellement, mais de temps en temps elle a des exacerbations paroxystiques dans ses douleurs ; c'est pour cette raison qu'elle entre à l'hôpital. La pression de ces masses graisseuses exagère les douleurs.

La malade est constamment fatiguée, et ne se trouve bien que couchée.

Les fonctions cérébrales sont obtuses ; mais il en a toujours été ainsi ; c'est une *minus habens.*

Rien au poumon.

Rien au cœur. Pouls un peu lent et hypotendu. La malade est traitée par la thyroïdine. Elle sort légèrement améliorée, le 16 Mars 1906.

Observation XVIII (personnelle)

Prise dans le service de M. le Professeur COMBEMALE, à l'Hôpital de la Charité.

Hermance D.., âgée de 62 ans, ménagère, demeurant à Lille, entre à l'hôpital le 11 Juin 1907, parce qu'elle avait une grande faiblesse qui lui occasionnait de violents maux de tête et des vertiges.

Entré le 11 juin à midi, est placée salle Sainte-Clotilde au lit n° 15.

Les antécédents personnels sont un peu difficiles à obtenir, car la malade, de son propre aveu, est atteinte d'amnésie depuis quelque temps. Elle n'a jamais été malade avant l'âge de 40 ans, époque à laquelle elle fit une fièvre muqueuse. Puis, n'eut pas d'autre maladie jusqu'au moment de la ménopause. Cessation des règles à 52 ans. Mais depuis l'âge de 50 ans, la malade dit avoir beaucoup souffert : elle se congestionnait facilement et avait de fréquentes épitaxis. Pendant toute sa vie de femme, elle eut des règles très abondantes, mais au moment de la ménopause elle eut de véritables hémorrhagies qui l'épuisèrent beaucoup. C'est ainsi qu'alors qu'elle pesait avant son retour d'âge 90 kilogs, elle ne pesait plus à l'âge de 51 ans que 68 kgs. Elle eut surtout dans les derniers temps de ses menstruations, une métrorrhagie si abondante, que ses jours furent en danger ; la malade dut garder le lit pendant plusieurs semaines. La malade nous dit qu'à cette époque elle avait maigri effroyablement. Elle n'a jamais eu d'enfant ; aucune fausse couche.

Son père s'est suicidé à l'âge de 60 ans « pour maladie noire. » Sa mère est morte à 60 ans d'une hernie étranglée. La malade nous dit ne pas se souvenir, si ses parents n'avaient jamais été malades.

D'après les renseignements fournis par la malade, l'affection actuelle se serait manifestée il y a environ 6 à 7 ans. Le premier symptôme aurait été des douleurs. Tantôt D.... nous dit avoir ressenti des élancements, des déchirements (douleurs spontanées) ; tantôt elle nous dit qu'à cette époque elle n'éprouvait de douleurs qu'au contact (douleurs provoquées.) Ce qui est certain, c'est qu'elle devait bien ressentir ces der-

nières douleurs, car la malade (qui s'était remariée)
dut racheter un second lit, « de peur que les pieds de
mon mari ne viennent toucher mes jambes ». Elle dit
avoir toujours été très chatouilleuse, très sensible au
contact. L'adipose ne semble avoir fait son apparition
que plus d'un an après les douleurs.

Au moment de son arrivée à l'hôpital, la malade
ne présente pas l'aspect, que d'après ce que nous
avons lu sur la maladie de DERCUM, ont en général
les malades qui en sont atteintes. C'est une femme
d'assez forte corpulence, mais non énorme. Le 11 juin
1907, elle pesait 77 kilos 300 grammes ; et cependant
la malade nous assure avoir beaucoup engraissé
depùis 4 ans ou 5 ans. (N'oublions pas que cette
malade pesait à 48 ans 90 kilogs, et à 51 ans 68 kilogs).

Les membres inférieurs sont plus volumineux, par
comparaison, que le reste du corps. Le pied est petit,
non infiltré, sauf sur sa face dorsale qui présente
une boursouflure en forme de dos d'âne. Nous
avions cru tout d'abord que ce gonflement était dû
à un œdème occasionné par une mauvaise circulation.
Il n'en était rien ; le doigt n'enfonçait pas comme
dans du tissu œdématié, et quand on le retirait,
il ne laissait pas d'empreinte. De plus ce toucher.
causait de violentes douleurs chez la malade D'ailleurs D... a une peur instinctive de la palpation,
elle commence à vous supplier de vous retirer avant
même qu'on ne l'ait touchée. Cependant nous avons
pu déterminer que le point le plus douloureux était
au niveau du cou de pied, mais qu'ensuite la face
dorsale du pied était le point le plus sensible. La
jambe est ronde, aussi grosse au niveau des malléoles
qu'au-dessous du genou. La palpation donne l'impression
d'un tissu mou et élastique ; la couche de graisse
nous semble avoir deux centimètres d'épaisseur au

moins. La peau n'est pas altérée. La malade n'a pas de varice, cependant tout le réseau veineux superficiel est variqueux, notamment au tiers supérieur de la jambe. Les douleurs provoquées les plus violentes sont au bas de la jambe, et elles diminuent d'intensité de bas en haut.

Le genou est aussi envahi par la graisse; la palpation détermine des douleurs, mais moins violentes qu'à la jambe. Bien qu'augmenté de volume, il n'a pas cependant perdu toute forme; on distingue encore quelques méplats; mais la rotule, le fémur, ne sont sentis qu'à travers une couche adipeuse épaisse.

La cuisse est cylindrique, comme la jambe; les douleurs provoquées, moins violentes qu'à la jambe, sont cependant plus vives qu'au genou. La malade réclame un cerceau, le poids des draps déterminant de grandes douleurs. L'adipose est égale des deux côtés.

Le thorax, l'abdomen, sont légèrement infiltrés, et sont aussi hypersensibles. Seuls les seins, aplatis, flasques, sont dénués de toute sensibilité; il y a même là une hyposensibilité. Le cou est sensible, mais n'est pas envahi par l'adipose. La face est celle d'une personne de corpulence moyenne, sa sensibilité est normale.

Les membres supérieurs sont beaucoup moins gros que les membres inférieurs. Seuls les avant-bras sont inflitrés, et surtout au niveau du poignet; la malade dit que la pression est douloureuse, mais il ne peut y avoir aucune comparaison avec l'hyperesthésie des jambes. Les mains sont normales, les doigts ne sont pas boudinés, ils seraient plutôt un peu maigres.

Comme symptômes secondaires, la malade nous dit qu'au début elle a souffert de troubles digestifs : vomissements, coliques, diarrhée. D... nous dit que pendant toute sa vie, et même maintenant elle eut

« un petit appétit ». Elle ne boit que de la bière, et en petite quantité.

L'état psychique de la malade ne semble pas mauvais. Elle est d'une intelligence ordinaire. Cependant elle s'aperçoit que sa mémoire diminue de plus en plus. Elle s'ennuie assez vite, et devient mélancolique.

Rien au poumon ; lésion mitrale ; albumine dans les urines.

M. le Professeur COMBEMALE soumet la malade à l'opothérapie thyroïdienne.

Le 20 juin, la malade dit s'ennuyer énormément à l'hôpital, et réclame son *exeat*.

Observation XVIII (personnelle)

(SUITE)

Avant de terminer notre travail, nous avons tenu à revoir notre malade, ce qui nous était facile puisqu'elle habitait Lille.

Nous avons trouvé la malade, assise sur une chaise, et ayant beaucoup de peine pour remuer. Elle nous a paru avoir grossi dans de notables proportions ; malheureusement la malade ne s'était plus pesée depuis son départ de l'hôpital. Cependant elle-même avoue qu'il lui semble encore avoir engraissé. Les membres inférieurs ne sont pas beaucoup modifiés ; les douleurs spontanées de la jambe toutefois seraient diminuées quelque peu.

Mais elle accuse de violentes douleurs spontanées, dans la région lombaire, qui l'empêchent de dormir quand surviennent les crises. De plus elle nous dit ressentir depuis 10 à 15 jours, des douleurs très vives à l'annulaire de la main gauche. La palpation lui produit le même effet à cet endroit « que si on lui arrachait la peau du doigt. » Détail à noter : notre malade a de l'adipose douloureuse à la face dorsale du pied, et il semble que la maladie gagnerait la main ; ce qui est contraire à ce que tous les auteurs ont signalé (sauf Marcou), assurant avoir toujours vu, les pieds, les mains, et la face respectés par la douleur et l'envahissement adipeux.

La malade est toujours fatiguée ; et comme pour elle, tous les mouvements sont douloureux, elle ne peut plus rien faire.

« Elle n'a plus du tout, de mémoire, et elle à la tête malade ; elle comprend qu'il y ait des personnes qui se tuent pour ne plus souffrir », nous dit-elle. L'état psychique est devenu beaucoup plus mauvais ; de mélancolique la malade est devenue triste ; elle a parfois des idées de suicide.

Les urines contiennent beaucoup d'albumine. La malade ne tousse jamais.

Son médecin actuel la traite par le salicylate de soude.

A notre avis, l'état de la malade loin de s'améliorer, devient de plus en plus mauvais à tous points de vue : adipose, douleurs, asthénie, troubles psychiques.

CONCLUSIONS

Aujourd'hui la maladie de DERCUM est suffisamment étudiée et connue pour qu'on puisse en faire
une entité morbide bien définie. Les professeurs
soit dans leur cours, soit dans les Manuels de
Pathologie interne qu'ils font à l'usage des Etudiants,
ne manquent pas depuis un ou deux ans, de donner
quelques notions sur la maladie de DERCUM (COLLÈT,
DIEULAFOY [Editions 1907].) Les jeunes docteurs
sont tenus actuellement de connaître cette affection
et de pouvoir en faire un diagnostic précis.

§. — Elle frappe particulièrement les femmes
vers ou après le ménopause, sauf quelques exceptions assez rares.

§. — Les symptômes principaux sont au nombre
de quatre, formant le *quadrige symptomatique* de
l'adipose douloureuse :

1) L'*adipose,* qui peut se présenter sous trois
formes : nodulaire (la plus commune), diffuse généralisée, et mixte.

2) *Les douleurs*, qui présentent deux modalités :
les douleurs *spontanées* et les douleurs *provoquées*.
Elles sont généralement ensemble mais l'une de ces
deux formes peut manquer. Elles peuvent se précéder
indifféremment l'une à l'autre.

De même l'adipose peut précéder les douleurs,
et inversement les douleurs peuvent survenir avant
l'apparition de la graisse.

3) *L'asthénie musculaire.*

4) *Les troubles psychiques* (qui très rarement
font défaut.)

A ces symptômes principaux, s'en ajoutent
d'autres d'une valeur clinique moindre, mais qu'il
faut néanmoins connaître : Ce sont les *troubles
vaso-moteurs, sensitifs, sensoriels, moteurs, trophiques et digestifs.*

§. — *L'anatomie pathologique* a montré, des
lésions de névrite périaxile des petits filets nerveux
sous-cutanés, qui marchant de pair avec l'adipose,
aboutiraient à une sorte d'*adipo-sclérose.* Mais comme
nous venons de le dire, on ne sait encore quel est
le phénomène initial : tantôt les douleurs précédent
l'adipose, tantôt c'est la marche inverse.

§. — *La pathogénie* n'a pu déterminer encore
l'origine de cette polynévrite et de cette adipose.
On a invoqué tour à tour, mais sans aboutir
à un résultat probant, les *intoxications exogènes,*
et les *intoxications endogènes.* Puis, quel est l'organe

dont le fonctionnement défectueux entraîne l'affection ? Alors que jusqu'en 1903, on incriminait toujours *la glande thyroïde*, depuis cette époque on est beaucoup moins affirmatif. DERCUM, lui-même a reconnu dans une autopsie que le corps thyroïde ne présentait aucune lésion. Est-ce la *ménopause* et *l'atrophie ovarienne,* ou *l'atrophie testiculaire*; ce n'est pas prouvé. Dans beaucoup d'autopsies on a relevé des lésions du *corps pituitaire* et il semblerait bien en effet que les lésions de cet organe doivent jouer un rôle important dans la production de l'adipose douloureuse. Mais est-il seul en cause ? Nous ne le pensons pas ; d'autres causes qui nous sont encore inconnues doivent jouer un rôle dans l'apparition de l'affection. Peut-être l'affection est elle *une forme larvée de la tuberculose* ? Le mieux est de s'en tenir à ce que le 27 Juin dernier, disait M. DE MASSARY à la Société des Hôpitaux de Paris (voir observation).

§. — Mais nous avons suffisamment de données pour établir un *diagnostic* exact de la maladie de DERCUM, avec les autres maladies ayant avec elle quelques analogies : myxœdème, obésité, akinesia-algera, trophœdème, lypomatose symétrique, etc... Seuls quelques œdèmes nerveux peuvent donner lieu à une confusion entre les deux affections pendant quelque temps.

§. — Le *traitement* est encore à la période des essais, des tâtonnements. L'opothérapie thyroïdienne, a donné quelques résultats, mais pas d'une façon constante. Si l'on soupçonne une lésion du corps thyroïde, employons la *thyroïdine*. Mais essayons aussi les autres traitements : M. BONDET a eu des résultats encourageants par le *traitement iodé* et la *rœtgenisation*.

§. — Le *pronostic*, grave par lui-même est encore assombri, par ce que nous venons de dire du traitement. Jamais, on n'a encore vu de guérison de la maladie de DERCUM. Quelques auteurs ont signalé une légère amélioration, mais qui ne fut pas toujours durable (DERCUM, ROUX, VITAUT, SPILLER, GIUDICEANDREA, COMBEMALE).

La malade, en général, endure des douleurs atroces, et ces souffrances tant morales que physiques, influent sur son caractère. Presque toutes les malades souffrant de la maladie de DERCUM, sont *tristes, mélancoliques*. Et comme nous avons pu le constater chez notre malade que nous avons revue il y a quelques jours, leur état psychique devient de plus en plus mauvais : perte de mémoire, confusion mentale, idées de suicide. De plus, *l'asthénie musculaire* est souvent telle, que les malades ne peuvent plus survenir à leurs besoins. Enfin l'adipose douloureuse place ces malheureuses dans un état de moindre résistance, si bien qu'en général une maladie intercurrente vient les emporter.

§. — Si la maladie de DERCUM, par elle même
n'est pas mortelle, dans tous les cas par sa persistance, ou sa longue durée, même à l'état stationnaire,
elle rend bien misérable l'existence des malades
qui souffrent de cette affection.

INDEX BIBLIOGRAPHIQUE

Achard et Laubry. — Adipose douloureuse *(Revue neurologique,* avril 1901).

Aievoly. — La malattia di Dercum nelle sue affinita etiologiche et patogeniche con i lipomi *(Incurabili Napoli.* 1905, xx, p, 710-715).

Ballet. — L'adipose douloureuse *(Presse médicale,* 1903, p. 285).

Bernard. — Adipose douloureuse d'origine tuberculeuse *(Bulletin et mémoires de la Société de médecine des hôpitaux de Paris,* août 1907, 3e s., p. 658-661).

Bondet. — Lipomatose symétrique douloureuse et maladie de Dercum *(Bulletin médical,* septembre 1904, n° 74 p. 817) (1).

Burr. — A case of adiposis dolorosa With necropsy *(The Journal of nervous and mental diseases,* New-York, 1900, xxvii, p. 519).

Carduci. — Il policlinico sezione pratica, 1901.

Caselli. — Rapports fonctionnels de la glande pituitaire et de l'appareil para-thyroïdien *(Revue neurologique,* 1901, p. 95).

Cheinisse. - L'identité de la lipomatose symétrique avec la maladie de Dercum *(Semaine médicale,* 1903).

Collins. — A text book of nervous diseases (Philadelphie, 1895).

Crouzon. — Note sur un cas de maladie de Dercum *(Revue Neurologique,* Paris, juin 1907).

(1) Lire page 61, 6ᵐᵉ ligne *hyodriodaté* au lieu d'*hyodraté.*

Debove. — Pathogénie de l'obésite *(Semaine médicale,* mars 1901).

Id.   — Adipose douloureuse *(Presse médicale,* juillet 1901).

Id.   — La forme lipomateuse de l'adipose douloureuse *(Journal de médecine interne,* février 1905, n° 3, p. 33).

Id.   Lipomatose douloureuse *(Gazette des hôpitaux,* septembre 1904, n° 3, p. 1069).

Delucq et Allaux. — Adipose douloureuse. Maladie de Dercum *(Presse médicale,* septembre 1904, n° 75, p. 504).

Deny et Le Play. — Adipose sous-cutanée, symétrique et segmentaire chez une démente alcoolique et hérédoalcoolique *(Nouvelle iconographie de la Salpêtrière,* septembre-octobre 1903, n° 5, p. 280-287).

Dercum. — A sub cutaneous connective tissu distrophy of the arm and back, associated with symptoms ressembling myxoedéma *(University med. magasine,* décembre 1888).

Id.   — Tree cases of a litherto uniclassifield affection ressembling in its grosses aspects obesity, but associated with special nervous symptoms *(The american Journal of the med Sciences,* novembre 1892).

Id.   — Trophonévroses *(Twenbreth century of med.* 1897, p. 554).

Id.   — Autopsy in a case of adiposis dolorosa, with microcospical examination *(The Journal of nervous and mental diseases,* août 1900).

Id.   — Three cases of adiposis dolorosa *(Philad. Med. Jour.,* mars 1902).

Dercum et Mac Carthy. — Autopsy in a case of adiposis dolorosa *(The american Journal of medical sciences,* décembre 1902).

Dide. — Le pseudo-œdème catatonique (*Nouvelle iconographie de la Salpêtrière*, décembre 1903).

Dide et Leborgne. — Un cas de maladie de Dercum (*Société de neurologie*, octobre 1903).

Eshner. — A case of adiposis dolorosa (*The Philad. Med. Journ.*, octobre 1898).

Ewald. — *Berliner Klin. Wochenschrift*, janvier 1895.

Féré. — Adipose douloureuse (*Médecine moderne*, déc. 1898).

Id. — Adipose douloureuse (*Revue méd.*, août 1901).

Fressineau. — Adipose douloureuse (Thèse de Bordeaux, 1904-1905).

Fulconis. — Maladie de Dercum et lipomatose douloureuse symétrique (Thèse de Lyon, 1904).

Garaud. — Note sur le traitement des lipomes multiples par l'extrait de corps thyroïde (*Loire médicale*, juin 1901).

Gaucher. — Adipose douloureuse (*J. des mal. cutanées et syphil.* Paris, 1906, p. 266).

Gauthier. — Fonctions du corps thyroïde (*Revue médicale*, nos 1, 2, 3, 4, 5).

Ghelfi. — (*Bolletino delle Cliniche*, septembre 1904).

Guidiceandrea. — Adiposis dolorosa (*Rivista di Patologia nervosa e mentale*, juillet 1900, fasc. 7).

Id. — Rapports cliniques et pathogéniques entre la maladie de Dercum et quelques formes voisines (*Il Policlino seziona pratica*, février 1902).

Guillain et Alquier. — Étude anatomo-pathologique d'un cas de maladie de Dercum (*Arch. de Méd. expérim. et d'Anat. pathol.* Paris, 1906, p. 680-687).

Hale White. — A case of adiposis dolorosa (*British. Med. Journ.*, décembre 1899).

Henry. — A case of myxœdematoïd distrophy (*The Journal of nervous and mental diseases*, mars 1891).

Houée. — Maladie de Dercum (Thèse de Paris, 1904).

INGELRANS. — Le syndrome de Mœbius, Akinesia Algera, (*Gazette des Hôpitaux*, n° 66, 10 juin 1905, p. 783-790).

KAPLAN et FEDOROW. — Maladie de DERCUM (*Meditzinskoie Oborentje*, 1902).

KARPINSKI. — Adipose douloureuse comme trouble de nutrition (*Recueil des travaux psychiâtriques et neurologiques*, St-Pétersbourg, t. II, p. 513-532).

LAUNOIS et BENSAUDE. — Adéno-lipomatose symétrique (*Presse médicale*, juin 1898 et *Revue de Neurologie*, 1901, p. 253).

LAUNOIS et LANÇON. — Trophœdème hystérique (*Journal des praticiens de Lyon*, 31 décembre 1903).

LE NOIR. — Un cas de maladie de DERCUM (*Société de l'Internat des hôpitaux de Paris*, 22 juin 1904).

LE MEIGNEN. — L'adipose douloureuse symétrique (*Gazette médicale de Nantes*, 1906, 2me s., p. 441-447).

LE MEIGNEN et LEVESQUE. — Un cas de maladie de DERCUM à rémissions passagères chez un homme (*Bulletin médical*, Paris, 1906, p. 380).

LE PLAY. — Un cas de maladie de DERCUM (*Revue neurologique*, Paris, 1905-1906, p. 1202-1204).

DE MASSARY. — Adipose douloureuse, ou maladie de DERCUM chez une tuberculeuse (*Bull. et Mém. Société de médecine des hôpitaux*, Paris, août 1907 3 s., p. 638-644.)

MATHIEU. — Sur une forme particulière d'œdème névropathique (pseudo-éléphantiasis neuropathique) (*Annales de Dermatologie et de Syphilis*, janvier 1893).

Henry MEIGE. — Trophœdème congénital (*Nouvelle iconographie de la Salpêtrière*, 1889, p. 453).

MIGLIACCI. — La maladie de DERCUM (*Gazetta degli Ospedali delle Cliniche*, 23 octobre 1904, p. 1345).

Lucien MIGUEL. — De la valeur nosologique de la maladie de DERCUM (Thèse de Paris, juillet 1904).

Mœbuis. — Deuts zeits f. Nerveuk., 20 avril 1891, juillet 1892, p. 436 *(Société de Neurologie de Moscou*, 24 février 1895).

Morlot et Gallois, — Adipose localisée d'origine trophonévralgique *(Bourgogne médical*, 1894-1895, p. 44).

Oddo et Chassy. — Adipose douloureuse accompagnée de troubles vaso-moteurs et de sclérodermie *(Revue neurologique*, 1902).

Pasquini. — Un cas d'adipose douloureuse *(Il policlinico sezione pratica. Revue*, mars 1902, p. 623).

Pennato. — Maladie de Dercum avec ostéomalacie *(Riforma medica*, 3 février 1904, n° 5, p. 115).

Quennec. — Contribution à l'étude des lipomes multiples symétriques, et en particulier des lipomes circonscrits (Thèse de Paris 1903).

Raymond et Guillain. — Un cas d'adipose douloureuse *(Société de neurologie de Paris*, séance du 2 juin 1904).

Reclus. — Lipomatose symétrique à prédominance cervicale *(Revue générale de clinique et de thérapeutique*, Paris, 1905, p. 785-787).

Renon et Heitz. — Adipose douloureuse avec arthropathies multiples *(Revue neurologique*, 1901, p. 704).

Renon et Louste. — Un cas d'adipose douloureuse à forme nodulaire *(Bulletin de la Société médicale des Hôpitaux*, Paris, 1902, p. 1130).

De Renzi. — Lipomes, adipose douloureuse, adipose générale *(Gazetta degli ospedali delle Cliniche Milano*, 15 février 1903).

Roux. — Maladie de Dercum et goître exophtalmique *(Revue neurologique*, Paris, janvier 1902).

Roux et Vitaut. — Un cas d'adipose douloureuse *(Société de neurologie*, septembre 1901).

Rome. — Maladie de Dercum (adipose douloureuse) (*Lyon médical*, 1904-1905, p. 1005-1007).

St-Martin. — Un cas de maladie de Dercum (*Revue Médicale de la Franche-Comté*. Besançon, 1905, p. 21-26.)

Sainton et Ferrand. — L'adipose douloureuse ou maladie de Dercum (*Gazette des hôpitaux*. Paris, nº 96, 22 août 1903, p. 957).

Sellerin. — Adipose douloureuse (syndrôme de Dercum) (Thèse de Paris 1903).

Sezary. — Quatre cas d'adipose douloureuse (maladie de Dercum) (*Revue de médecine*, Paris, 1907, p. 59-69).

Simoniesco. — Adipose douloureuse (*Revue neurologique*, Paris, juin 1901).

Spuller. — Report of three cases of adiposis dolorosa (*Med. New*, février 1898).

Vitaut. — Maladie de Dercum (adiposis dolorosa) (Thèse de Lyon, 1901).

Weiss. — Uber adiposis dolorosa (Wien, *Klein, Wochenschrifft*, 1903, p. 496).

Id. Tabes dorsalis und adiposis dolorosa (Wien, 1905).

Imprimerie LE BIGOT FRÈRES, Lille.

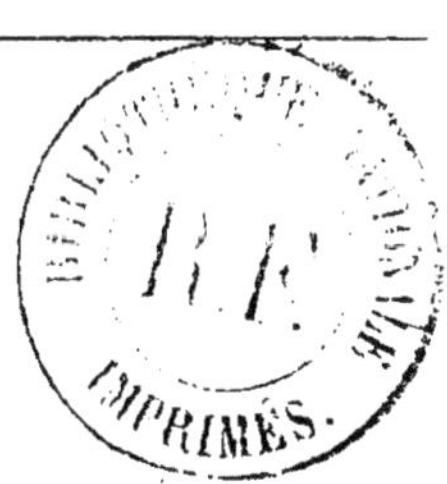

www.ingramcontent.com/pod-product-compliance
Ingram Content Group UK Ltd.
Pitfield, Milton Keynes, MK11 3LW, UK
UKHW020848120726
13693UKWH00002B/890